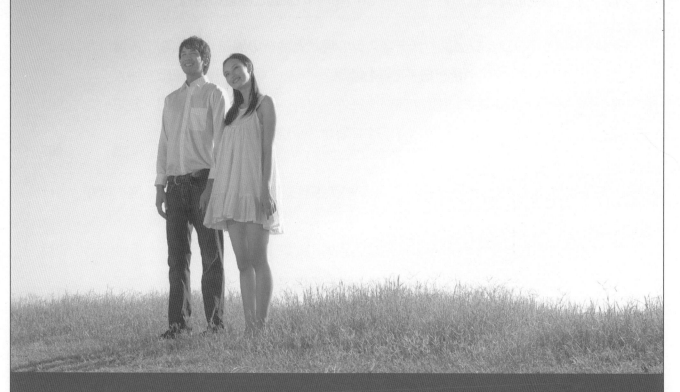

オノ オンコロジー
ONCOLOGY®
for Professional

がんと向き合う患者さん、
医療関係者の皆様を支えるために。
小野薬品は本気で取り組みます。

https://www.ono-oncology.jp/

オンコロジーに関する最新ニュース、文献情報、学会情報をお届けいたします。

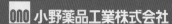 小野薬品工業株式会社

〒541-8564
大阪府大阪市中央区久太郎町1丁目8番2号

胆と膵

Tan to Sui　October 2018

10

特集　胆道癌の薬物療法：Up-to-Date
企画：古瀬　純司

胆道癌の薬物療法：overview	奥坂　拓志	845
ゲムシタビン＋シスプラチン併用療法—エビデンスと実施上の注意—	清水　怜	851
ゲムシタビン＋S-1併用療法のエビデンス—実臨床にどう使うか？	須藤研太郎ほか	857
切除不能胆道癌に対する1次治療の開発—最近の動向と進捗中の臨床試験を中心に—	高原　楠昊ほか	861
切除不能胆道癌に対する二次治療—現状と今後の期待—	岡野　尚弘ほか	869
胆道癌の術後補助化学療法：最近の動向	仲地　耕平ほか	875
切除可能胆道癌に対する術前補助療法	中川　圭ほか	881
切除不能胆道癌に対するconversion surgeryの意義と今後の課題	加藤　厚ほか	887
胆道癌に対するプレシジョン・メディスンの現状と今後の展望	大場　彬博ほか	893
胆道癌におけるFGFR融合遺伝子と薬物療法	尾阪　将人	899
胆道癌におけるIDH変異と薬物療法	池田　公史	903
胆道癌に免疫チェックポイント阻害薬は有効か？—現状とこれから—	上野　誠	907

症例　囊胞内出血により急性腹症を呈した脾内膵仮性囊胞の1例 …… 宮田　隆司ほか　911

座談会　膵外分泌機能不全と膵酵素補充療法
　　第2回　膵外分泌機能不全における診断ポイント …………………………………………… 915
　　　　司　会　糸井　隆夫
　　　　討論者　入澤　篤志，山本　智支，肱岡　真之，廣野　誠子

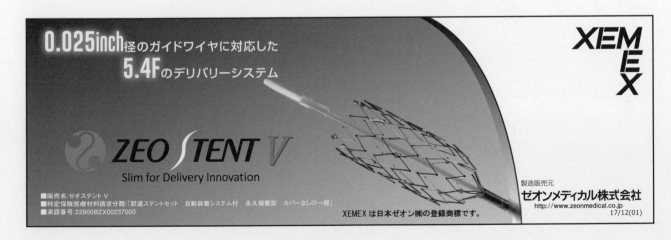

Tan to Sui (Japan)

Vol. 39 No. 10 *October 2018*

CONTENTS

Theme of This Month : Up-to-date of Chemotherapy for Biliary Tract Cancer
Planner : Junji Furuse

Overview of Chemotherapy for Biliary Tract Cancer 845
    Takuji Okusaka

Gemcitabine and Cisplatin in Biliary Tract Cancer : A Review and Management for Clinical Practice 851
    Satoshi Shimizu

GEM and S-1 for Biliary Tract Cancer 857
    Kentaro Sudo et al

Development of First-line Treatment for Advanced Biliary Tract Cancer 861
    Naminatsu Takahara et al

Second-line Chemotherapy for Advanced Biliary Tract Cancer—Current Status and Future Perspective— 869
    Naohiro Okano et al

Adjuvant Chemotherapy for Biliary Tract Cancer 875
    Kohei Nakachi et al

Neoadjuvant Therapy for Resectable Biliary Tract Cancer 881
    Kei Nakagawa et al

Conversion Surgery for Initially Unresectable Biliary Tract Cancer 887
    Atsushi Kato et al

Precision Medicine for Biliary Tract Cancer 893
    Akihiro Ohba et al

Fibroblast Growth Factor Receptor 2 Fusions as a Target for Treating Cholangiocarcinoma 899
    Masato Ozaka

IDH Mutation and Molecularly Targeted Agents in Patients with Advanced Cholangiocarcinoma 903
    Masafumi Ikeda

Is Immune Checkpoint Inhibitor Effective for Biliary Tract Cancer?—Current Status and Future Perspective— 907
    Makoto Ueno

Case Report

A Case of Intrasplenic Pancreatic Pseudocyst Presenting with Acute Pain Due to Intracystic Hemorrhage 911
    Takashi Miyata et al

Roundtable Discussion

Pancreatic Exocrine Insufficiency and Pancreatic Enzyme Supplement Treatment
    Vol. 2 : Takao Itoi, Atsushi Irisawa, Satoshi Yamamoto, Masayuki Hijioka, Seiko Hirono 915

IGAKU TOSHO SHUPPAN Co. Ltd.   2-29-8 Ohta Bldg. Hongo Bunkyo-ku, Tokyo 113-0033, JAPAN

胃炎・潰瘍治療剤

薬価基準収載

マーズレン®S配合顆粒
マーズレン®配合錠0.375ES
マーズレン®配合錠0.5ES
マーズレン®配合錠1.0ES

（アズレンスルホン酸ナトリウム水和物・L-グルタミン製剤）

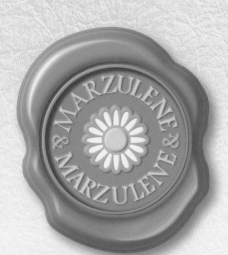

効能又は効果

下記疾患における自覚症状及び他覚所見の改善
胃潰瘍、十二指腸潰瘍、胃炎

用法及び用量

マーズレン® S配合顆粒：
　通常成人1日1.5～2.0gを3～4回に分割経口投与する。
　なお、年齢、症状により適宜増減する。
マーズレン® 配合錠0.375ES：
　通常成人1日6～8錠を3～4回に分割経口投与する。
　なお、年齢、症状により適宜増減する。
マーズレン® 配合錠0.5ES：
　通常成人1日6錠を3回に分割経口投与する。
　なお、年齢、症状により適宜増減する。
マーズレン® 配合錠1.0ES：
　通常成人1日3錠を3回に分割経口投与する。
　なお、年齢、症状により適宜増減する。

使用上の注意

1. 副作用
　二重盲検比較対照試験を含む一般臨床試験1516例中、副作用（臨床検査値の変動を含む）が報告されたのは、11例（0.73％）であった。
　症状は、便秘、下痢、嘔気等で、いずれも重篤なものではなかった（マーズレン® S配合顆粒の再評価結果時）。

その他の副作用
以下の副作用が認められた場合には、症状に応じて適切な処置を行うこと。

	0.1～5%未満	0.1%未満	頻度不明[注1]
過敏症[注2]			発疹、蕁麻疹、瘙痒感
肝臓			AST(GOT)、ALT(GPT)、LDH, Al-P、γ-GTP上昇等の肝機能障害
消化器	悪心、嘔吐、便秘、下痢、腹痛、膨満感	嘔気、胃部不快感	
その他	顔面紅潮		

注1）自発報告において認められた副作用のため頻度不明。
注2）このような場合には投与を中止すること。

2. 高齢者への投与
一般に高齢者では生理機能が低下しているので減量するなど注意すること。

3. 妊婦、産婦、授乳婦等への投与
妊婦又は妊娠している可能性のある婦人には、治療上の有益性が危険性を上回ると判断される場合にのみ投与すること。〔妊娠中の投与に関する安全性は確立していない。〕

4. 小児等への投与
低出生体重児、新生児、乳児、幼児又は小児に対する安全性は確立していない。（使用経験がない。）

5. 適用上の注意
（マーズレン® 配合錠0.375ES、0.5ES、1.0ESのみ）
薬剤交付時：
　PTP包装の薬剤はPTPシートから取り出して服用するよう指導すること。〔PTPシートの誤飲により、硬い鋭角部が食道粘膜へ刺入し、更には穿孔を起こして縦隔洞炎等の重篤な合併症を併発することが報告されている。〕

「効能又は効果」「用法及び用量」「使用上の注意」等、詳細は製品添付文書をご参照ください。

製造販売 寿製薬株式会社
長野県埴科郡坂城町大字上五明字東川原198

販売元 EAファーマ株式会社
東京都中央区入船二丁目1番1号

［資料請求先］EAファーマ株式会社 くすり相談 ☎0120-917-719

2016年4月作成
MAZ・D01A・B5DI・TP

特集

胆道癌の薬物療法：Up-to-Date

胆道癌の薬物療法：overview

奥坂　拓志[1]

要約：胆道癌は診断時にすでに切除不能であったり，切除可能であっても早期に再発する症例が多い。このような例に対して近年まで有効な治療法は確立していなかったが，ゲムシタビン＋シスプラチン併用療法がランダム化比較試験の結果，標準治療として導入されて以来，分子標的治療薬などのさまざまな治療法の臨床開発が世界各地で進められている。他癌種で導入が進みつつある，特定の遺伝子異常を有する患者を対象とする薬物療法の開発や免疫チェックポイント阻害療法などの臨床試験も胆道癌を対象として開始されており，今後の展開が注目される。

Key words：胆道癌，化学療法，分子標的治療

はじめに

　胆道癌は診断時にはすでに切除不能な進行した例が少なくなく，また切除可能例であっても多くが術後早期に再発する。そのためこれらの患者の予後は極めて不良であり，有効な非手術療法の開発が切望されてきたにもかかわらず，十分な治療成績を示す非手術療法は最近まで確立していなかった。その理由としては，本疾患に高い奏効率を示す有望な抗癌剤が少ないことや，胆道癌患者は全身状態が不良なことが多く，胆管炎や敗血症を頻繁に併発するため，化学療法の実施が容易でないこと，さらに欧米では患者数が少なく，治療開発に対する世界的な関心がこれまでは必ずしも高くなかったことなどがあげられる。そのためこれまでに行われてきた非手術療法の臨床試験は，単群の試験や小規模な比較試験のみで大規模な第Ⅲ相試験の報告はほとんどなかった。

　以前より単剤ではフルオロピリミジン（5-FU）系薬剤やゲムシタビンによって比較的良好な成績が報告されており，これらが本疾患に対するキードラッグとして多く用いられている。とくに我が国ではゲムシタビンの胆道癌に対する適応拡大の承認が得られて以降，日常臨床においてもゲムシタビンが広く利用されてきた[1]。

　最近，このゲムシタビン単剤療法とゲムシタビン＋シスプラチン併用療法を比較する第Ⅲ相試験が英国で実施され，ゲムシタビン＋シスプラチン併用療法の良好な成績が報告された[2]。また日本でも同じレジメンを用いたランダム化第Ⅱ相試験が実施され，同様な成績が報告されている[3]。

　胆道癌は，臨床病理学的な類似性や対象患者の希少性から，胆囊癌，肝外胆管癌，十二指腸乳頭部癌とともに通常は肝癌として扱われる肝内胆管癌も同一疾患カテゴリーとして化学療法の開発をすることが多く，本稿ではとくに断らない限りこれらを対象とした化学療法について，最近の報告について概要を述べる。

Ⅰ．切除不能胆道癌に対する化学療法

1．化学療法剤による治療

　胆道癌に対しては主に5-FU系薬剤またはゲムシタビンを用いた単剤または多剤併用療法を中心に多数検討されている。1985年から2006年までに報告された，胆道癌に対する化学療法の臨床試験104試験を用いて実施されたpooled analysisによると，奏効率（CR＋PR）と腫瘍制御率（CR＋PR＋SD）は生存期間と有意

Overview of Chemotherapy for Biliary Tract Cancer
Takuji Okusaka
1) 国立がん研究センター中央病院肝胆膵内科
　（〒104-0045 中央区築地5-1-1）

に相関しており，胆囊癌は胆管癌よりも奏効率は高いが生存期間が短く，また併用療法ではゲムシタビンとプラチナ系製剤を含んだレジメンが，奏効率，腫瘍制御率がもっとも良好であることが報告されている[4]。

①5-FU系を中心とした治療

5-FU系薬剤は以前より胆道癌をはじめとする消化器癌に対するキードラッグと考えられており，胆道癌に対しても古くから用いられ，種々の薬剤との併用療法が行われている。そのうちアンスラサイクリン系やプラチナ系の化学療法剤との組み合わせがもっとも多く検討され，多数の臨床試験が行われている。これらのなかには奏効率が40%を超えるものや，生存期間中央値が10ヵ月を超えるものなど，有効性が期待されたものもあったが，副作用も比較的強くなる傾向がある。最近では，テガフール・ギメラシル・オテラシルカリウム配合剤（S-1）を用いた二つの併用療法（ゲムシタビン＋S-1，ゲムシタビン＋シスプラチン＋S-1）や，同じく5-FU系の内服薬であるカペシタビンを用いた併用療法（カペシタビン＋オキサリプラチン），そして膵癌で有効性を示した5-FU＋イリノテカン＋オキサリプラチン＋ロイコボリン（FOLFIRINOX）療法などが検討されている。

②ゲムシタビンを中心とした多剤併用療法

生物学的特性が類似した膵癌に対する標準治療薬であるゲムシタビンは，胆道癌においても国内外においてみなし標準治療と考えられ，国内では2006年6月に胆道癌に対する適応拡大が承認されている。さらなる治療効果増強をめざしてゲムシタビンと他の薬剤との併用療法，なかでも前述したようなシスプラチンやオキサリプラチンなどのプラチナ系薬剤との併用療法が胆道癌においてはもっとも期待され，その有用性が検討されてきた。

切除不能胆道癌に対して，ゲムシタビン単剤療法とゲムシタビンとシスプラチン併用療法（GC療法）を比較する，ランダム化第Ⅱ相試験（ABC-01試験）[5]，そして続いて第Ⅲ相試験（ABC-02試験）が英国において実施された。ABC-02試験では，GC療法群（n=204）の生存期間がゲムシタビン単剤療法群（n=206）のそれと比較して有意に良好であることが報告された[2]。ABC試験と同じレジメンを用いて，日本でも84例の切除不能胆道癌患者を対象にランダム化第Ⅱ相試験（BT22試験）が行われ，ABC-02試験と同様，GC群において生存期間が良好な傾向が認められた[3]。これらの試験により有用性が示されたGC療法は，重篤な毒性が比較的少なく外来での実施も可能であり，国内外において胆道癌における標準治療と考えられている。

シスプラチンと同じプラチナ系薬剤であるオキサリプラチンもゲムシタビンとの併用（GEMOX療法）により比較的良好な成績を示す第Ⅱ相試験が複数報告されている。また，胆囊癌のみを対象とした小規模なランダム化比較試験（n=88）においては，GEMOX療法が対症療法や5-FU＋フォリン酸併用療法よりも良好な生存期間を示したことが報告されている[6]。このようにGEMOX療法がGC療法に匹敵する成績を示す可能性があるため，すでにGEMOX療法を標準治療の一つと考え，第Ⅲ相試験におけるコントロール治療として採用している研究もあるが，GEMOX療法を標準治療とするにはエビデンスが不十分とする批判もある。また我が国ではオキサリプラチンの胆道癌に対する保険適応は得られていない。

我が国ではゲムシタビンとS-1との併用療法（GS療法）が期待され，複数の第Ⅱ相試験が実施されている。GS療法とS-1単剤療法とのランダム化第Ⅱ相試験（JCOG0805試験）では，主要評価項目である1年生存割合においてもGS療法が上回ったため，GS療法と標準治療であるGC療法とを比較する第Ⅲ相試験（JCOG1113試験）が進められた[7]。その結果，GS療法はGC療法に対する非劣性を示し，我が国においてはGS療法はGC療法に並ぶ標準治療の一つと考えられている。さらにシスプラチンを加えた3剤併用療法も第Ⅱ相試験で良好な結果が示されており[8]，GC療法と比較する第Ⅲ相試験（KHBO1401）が進められ，その結果が待たれている。

海外では，経口5-FU系抗癌剤であるカペシタビンとゲムシタビンとの併用療法が期待され，多数の第Ⅱ相試験が実施されており，比較的良好な報告もなされている。

③タキサン系

タキサン系薬剤としてパクリタキセル，ドセタキセルが切除不能胆道癌に対して試みられている。ドセタキセルで20%の奏効率を示す報告があるものの，他の研究では奏効例は認められていない。最近，進行膵癌で有用性を示したナブ・パクリタキセルが胆道癌においても期待されており，GC療法に加えた3剤併用療法についても検討が進められている。

④その他

マイトマイシンC，イリノテカン，エクサテカン，などの薬剤が検討されている。奏効率は2〜20%，生存期間中央値は5〜10ヵ月程度の成績が示されている。

2．分子標的治療薬による治療

最近の分子生物学的な腫瘍発生や増殖のメカニズムの解明により，多くの種類の分子標的治療薬が開発さ

れており，胆道癌にもこれらの新しい薬剤を用いた治療開発が開始されている。初期にはEGFR，HER2を主なターゲットとする薬剤，続いてVEGF，VEGFRやMEKをターゲットとする薬剤の臨床試験が多数実施されたが，現在までに胆道癌に承認を得た薬剤はない。最近では特定の遺伝子異常を有する患者のみを対象とする薬剤開発や免疫チェックポイント阻害剤などの臨床試験が開始されており，その結果が待たれている。

①EGFR，HER2を主なターゲットとする薬剤

胆道癌には以前より，上皮成長因子受容体（epidermal growth factor receptor：EGFR）とそのリガンドが高発現していることが報告されており，EGFR阻害薬の胆道癌に対する効果が期待されてきた。EGFRのチロシンキナーゼ阻害薬であるエルロチニブは，切除不能膵癌に対してゲムシタビンとの併用により，ゲムシタビン単独治療をはじめて生存期間において上回ったことが示された薬剤であり，胆道癌においてももっとも早く臨床試験が開始された。エルロチニブのGEMOXへの上乗せ効果を検証する第Ⅲ相試験が韓国で実施され，2012年に報告されている。奏効率ではエルロチニブ併用群が有意に良好であり（30% vs. 16%，$P=0.005$)，主要評価項目である無増悪生存期間も良好な傾向（中央値：5.8ヵ月 vs. 4.2ヵ月，HR＝0.80，$P=0.087$）であったが，生存期間については両群間に明らかな差は認められず（中央値：9.5ヵ月 vs. 9.5ヵ月，HR＝0.93，$P=0.61$），その有用性を検証することはできなかった[9]。

セツキシマブはEGFRに対するモノクローナル抗体で，EGFに競合してEGFRに結合し，EGFRからのシグナル伝達を遮断するため，エルロチニブと同様胆道癌に対する効果が期待された。しかし，GEMOX＋セツキシマブ群とGEMOX群を比較する二つのランダム化第Ⅱ相試験が実施されたが，いずれの試験においても生存期間では両群間に明らかな差がなく，セツキシマブ上乗せによる効果を示すことはできなかった[10,11]。そのほか，EGFRに対するヒト型モノクローナル抗体であるパニツムマブ[12,13]や，EGFRとHER2/neu (ErbB-2, EGFR type 2)に対するチロシンキナーゼ阻害薬であるラパチニブに対する臨床試験も進められたが，有望な成績は得られていない。

EGFRファミリーチロシンキナーゼの一つであるHER2も胆道癌において高頻度に増幅，過剰発現していることが以前より報告されてきた。ペルツズマブとトラスツズマブ併用療法をHER2陽性患者に対して投与したバスケット試験では，11名の胆道癌患者のうち4名で腫瘍縮小が報告されている。現在，カペシタビンにpan-HER阻害薬であるバルリチニブの上乗せ効果を明らかにするランダム化比較試験が進められている。

②VEGFRを主なターゲットとする薬剤

血管内皮細胞増殖因子（vascular endothelial growth factor：VEGF）やその受容体（VEGFR）は多くの癌で高発現しており，胆道癌においてもこれらのシグナル伝達阻害薬の効果が期待された。VEGFに対するモノクローナル抗体であるベバシズマブ，VEGFRに対するチロシンキナーゼ阻害薬であるセジラニブ[14]，VEGFR-2およびEGFRに対するチロシンキナーゼ阻害薬であるバンデタニブ[15]，VEGFRやPDGFR（platelet-derived growth factor receptor）などのマルチキナーゼ阻害薬であるソラフェニブやスニチニブなど，多くの薬剤が胆道癌に対して検討されているが，十分な効果は得られていない。しかし，血管新生阻害薬は現在でも胆道癌に対する治療薬として期待されており，VEGFR-2に対するモノクローナル抗体であるラムシルマブや多受容体型チロシンキナーゼ阻害剤であるレゴラフェニブやレンバチニブ，パゾパニブを用いた臨床試験が進められている。

③MEKを主なターゲットとする薬剤

MEK（mitogen-activated ERK（extracellular signal-regulated kinase）kinase）は細胞内シグナル伝達をつかさどる重要なキナーゼで，胆道癌においてもその阻害剤の効果が期待され開発が進められてきた。セルメチニブやトラメチニブ，ARRY-438162，ビニメチニブ，ラファメチニブ，GSK1120212，MEK162などの多くのMEK阻害剤の臨床試験が，1次治療または2次治療例を対象に実施されている[16]。

④Fibroblast growth factor receptor（FGFR）を主なターゲットとする薬剤

肝内胆管癌において複数のFGFR2融合遺伝子の存在が最近明らかにされており[17~22]，EML4-ALK融合遺伝子を有する肺癌に対してクリゾチニブが著効を示したように，胆道癌における有望な治療ターゲットになるのではないかと期待されている。FGFR遺伝子異常を有する胆道癌患者を対象に，BGJ398，ポナチニブ，ARQ087，JNJ-42756493，INCB54828などの複数の臨床試験が実施されている。これまでの胆道癌に対する分子標的治療薬が標的となる受容体や遺伝子などの異常の有無にかかわらず開発が進められ，十分な効果を示すことができなかったことに対し，FGFR阻害剤などの最近の分子標的治療薬に対してはその効果が期待される標的を有する患者を選択して臨床試験が実施されており，従来の臨床試験よりも高い有効性が示されるのではないかと期待されている。

⑤IDH1/2を主なターゲットとする薬剤

胆道癌，とくに肝内胆管癌においてIDH（isocitrate dehydrogenase）1/2遺伝子変異が20%前後と比較的高率に報告されており[23〜25]，この遺伝子異常をターゲットとした治療開発も開始されている。IDH1変異を有する胆道癌患者73例を対象にIDH阻害剤AG-120の第Ⅰ相試験が実施されており，6ヵ月PFS率が38.5%，12ヵ月PFS率が21%と報告されている。現在，本剤とプラセボ対照の第Ⅲ相試験が米国を中心にスペイン，韓国などが参加し進められている。

⑥その他のターゲット

基礎的な検討よりmTOR（mammalian target of rapamycin），BRAF，c-MET（hepatocyte growth factor receptor），NF-κB（nuclear factor-kappa B），KIT，BRCA2，ATMなどにおける活性化が報告されており，胆道癌に対する薬剤開発における有望なターゲットになるのではないかと期待されている。

3．免疫チェックポイント阻害薬

抗PD-1抗体，抗PD-L1抗体，抗CTLA4抗体などの免疫チェックポイント阻害剤の有効性が悪性黒色腫，非小細胞肺癌をはじめとする多くの癌種で報告されたことから，胆道癌においてもその効果が期待され，すでに複数の臨床試験が進行または計画されている。ペンブロリズマブは抗PD-1抗体薬であるが，DNAミスマッチ修復（MMR）欠損を有する固形癌（胆道癌を含む）患者を対象とした臨床試験が実施されており，これらの例では高率に奏効が得られることが報告され，注目を集めている[26]。またペンブロリズマブはPD-L1陽性胆道癌患者24例に対して17%の奏効率を示しており，MMR欠損のない胆道癌に対しても有望な治療薬となることが期待されている。

4．2次治療

切除不能胆道癌に対する2次治療に関しては第Ⅲ相試験によって生存期間の延長を示した治療はなく，現在までに結果が示されている臨床試験は比較を伴わない単群試験か少数例を対象としたランダム化第Ⅱ相試験のみである。よって2次治療として延命効果の証明された標準治療は確立しておらず，強く推奨できるレジメンは存在しない。これまでに報告されている2次治療の臨床試験としては，フルオロピリミジン系抗がん剤をベースとするレジメンがもっとも多く，次いで種々の分子標的治療薬やチェックポイント阻害剤などが検討されており，とくに我が国の実地臨床においてはS-1が繁用されている。

Ⅱ．切除可能胆道癌に対する補助化学療法

胆道癌は切除可能例であっても術後早期に再発する例が多く，その予後は不良であることから，術前，術後の補助療法の開発が期待されているが，標準治療は確立していない。本邦では，膵癌158例，胆管癌118例，胆囊癌112例，乳頭部癌48例を対象として，マイトマイシンC＋5-FU（MF）療法による術後補助化学療法を施行した群と切除単独群とを比較したランダム化比較試験が実施されているが，両群間に有意差を認めなかった。また，肝外胆管癌に対象を限定して実施されたゲムシタビンによる術後補助化学療法施行群と手術単独群との第Ⅲ相試験（BCAT）においても両群間の差は認められなかった。また胆道癌全体を対象としてS-1による術後補助化学療法施行群と手術単独群との第Ⅲ相試験（JCOG1202）が，さらに肝葉切除後の胆道癌を対象としてゲムシタビンによる術後補助化学療法施行群とS-1による術後補助化学療法群のランダム化第Ⅱ相試験（KHBO1208）が，行われている。英国では胆道癌に対してカペシタビンによる術後補助化学療法施行群と手術単独群の第Ⅲ相試験が実施されており，統計学的有意差は認めていないものの，補助療法施行群では良好な成績が示されている。フランスではGEMOX療法やFOLFIRINOX療法，さらにドイツではGC療法による術後補助化学療法の臨床試験が進められている。

Ⅲ．まとめと今後の展望

化学療法剤に感受性が極めて低く，有効な治療法の確立が難しいと考えられてきた胆道癌においても，GC療法が第Ⅲ相試験で延命効果を示し世界的な標準治療と考えられるようになって以来，多くの新薬開発が世界各地で行われるようになっている。最近のゲノム解析研究の結果では，肝内胆管癌におけるFGFR2やIDH1/2，ROS，胆囊癌におけるEGFRやPTEN，胆管・胆囊癌におけるBRCA1/2やERBB2，PIK3CAなど，現存する分子標的薬の治療標的となりうる遺伝子異常が多く報告されている[19,27,28]。このような治療標的を有する患者を対象とした分子標的治療薬や免疫チェックポイント阻害薬の臨床試験も開始されており，その成果に大きな期待が寄せられている。

胆道癌の治療開発への展望としては，①分子生物学的な基礎研究により胆道癌発生のメカニズムや治療標的をさらに詳細に解明し，治療標的を有する希少な患

者を対象とした薬剤開発を進める。②免疫チェックポイント阻害剤などのすべての胆道癌に一定の有効性が期待される薬剤開発も進め，有効性を予測するバイオマーカーの探索も同時に行う。③切除不能例での知見を活かして周術期治療に関する臨床試験を行い，標準的な補助療法を確立する。④症状緩和治療や支持療法を確立し，患者の延命と生活の質の向上をめざす。以上のような点が胆道癌の治療成績改善のためには重要と思われる。胆道癌でこのような開発が成功し，一日も早く有効な治療法が患者に届けられることを期待したい。

参考文献

1) Okusaka T, Ishii H, Funakoshi A, et al.: Phase II study of single-agent gemcitabine in patients with advanced biliary tract cancer. Cancer Chemother Pharmacol **57**: 647-653, 2006.

2) Valle J, Wasan H, Palmer DH, et al.: Cisplatin plus gemcitabine versus gemcitabine for biliary tract cancer. N Engl J Med **362**: 1273-1281, 2010.

3) Okusaka T, Nakachi K, Fukutomi A, et al.: Gemcitabine alone or in combination with cisplatin in patients with biliary tract cancer: a comparative multicentre study in Japan. Br J Cancer **103**: 469-474, 2010.

4) Eckel F, Schmid RM: Chemotherapy in advanced biliary tract carcinoma: a pooled analysis of clinical trials. Br J Cancer **96**: 896-902, 2007.

5) Valle JW, Wasan H, Johnson P, et al.: Gemcitabine alone or in combination with cisplatin in patients with advanced or metastatic cholangiocarcinomas or other biliary tract tumours: a multicentre randomised phase II study-The UK ABC-01 Study. Br J Cancer **101**: 621-627, 2009.

6) Sharma A, Dwary AD, Mohanti BK, et al.: Best supportive care compared with chemotherapy for unresectable gall bladder cancer: a randomized controlled study. J Clin Oncol **28**: 4581-4586, 2010.

7) Morizane C, Okusaka T, Mizusawa J, et al.: Randomized phase II study of gemcitabine plus S-1 versus S-1 in advanced biliary tract cancer: a Japan Clinical Oncology Group trial (JCOG 0805). Cancer Sci **104**: 1211-1216, 2013.

8) Kanai M, Hatano E, Kobayashi S, et al.: A multi-institution phase II study of gemcitabine/cisplatin/S-1 (GCS) combination chemotherapy for patients with advanced biliary tract cancer (KHBO 1002). Cancer Chemother Pharmacol **75**: 293-300, 2015.

9) Lee J, Park SH, Chang HM, et al.: Gemcitabine and oxaliplatin with or without erlotinib in advanced biliary-tract cancer: a multicentre, open-label, randomised, phase 3 study. Lancet Oncol **13**: 181-188, 2012.

10) Malka D, Cervera P, Foulon S, et al.: Gemcitabine and oxaliplatin with or without cetuximab in advanced biliary-tract cancer (BINGO): a randomised, open-label, non-comparative phase 2 trial. Lancet Oncol **15**: 819-828, 2014.

11) Chen JS, Hsu C, Chiang NJ, et al.: A KRAS mutation status-stratified randomized phase II trial of gemcitabine and oxaliplatin alone or in combination with cetuximab in advanced biliary tract cancer. Ann Oncol **26**: 943-949, 2015.

12) Leone F, Marino D, Filippi R, et al.: A phase II, open-label, randomized clinical trial of panitumumab plus gemcitabine and oxaliplatin (GEMOX) versus GEMOX alone as first-line treatment in advanced biliary tract cancer: The Vecti-BIL study. J Clin Oncol **33** (suppl 3): 281, 2015.

13) Vogel A, Kasper S, Weichert W, et al.: Panitumumab in combination with gemcitabine/cisplatin (GemCis) for patients with advanced kRAS WT biliary tract cancer: A randomized phase II trial of the Arbeitsgemeinschaft Internistische Onkologie (AIO). J Clin Oncol **33** (suppl): 4082, 2015.

14) Valle JW, Wasan H, Lopes A, et al.: Cediranib or placebo in combination with cisplatin and gemcitabine chemotherapy for patients with advanced biliary tract cancer (ABC-03): a randomised phase 2 trial. Lancet Oncol **16**: 967-978, 2015.

15) Santoro A, Gebbia V, Pressiani T, et al.: A randomized, multicenter, phase II study of vandetanib monotherapy versus vandetanib in combination with gemcitabine versus gemcitabine plus placebo in subjects with advanced biliary tract cancer: the VanGogh study. Ann Oncol **26**: 542-547, 2015.

16) Lowery MA, O'Reilly EM, Harding JJ, et al.: A phase I trial of binimetinib in combination with gemcitabine (G) and cisplatin (C) patients (pts) with untreated advanced biliary cancer (ABC). J Clin Oncol **33** (suppl): e15125, 2015.

17) Arai Y, Totoki Y, Hosoda F, et al.: Fibroblast growth factor receptor 2 tyrosine kinase fusions define a unique molecular subtype of cholangiocarcinoma. Hepatology **59**: 1427-1434, 2014.

18) Wu YM, Su F, Kalyana-Sundaram S, et al.: Identification of targetable FGFR gene fusions in diverse cancers. Cancer Discov **3**: 636-647, 2013.

19) Sia D, Losic B, Moeini A, et al.: Massive parallel sequencing uncovers actionable FGFR2-PPHLN1 fusion and ARAF mutations in intrahepatic cholangiocarcinoma. Nat Commun **6**: 6087, 2015.

20) Borad MJ, Champion MD, Egan JB, et al.: Integrated genomic characterization reveals novel, therapeutically relevant drug targets in FGFR and EGFR path-

ways in sporadic intrahepatic cholangiocarcinoma. PLoS Genet 10：e1004135, 2014.
21) Ross JS, Wang K, Gay L, et al.：New routes to targeted therapy of intrahepatic cholangiocarcinomas revealed by next-generation sequencing. Oncologist 19：235-242, 2014.
22) Zheng Z, Liebers M, Zhelyazkova B, et al.：Anchored multiplex PCR for targeted next-generation sequencing. Nat Med 20：1479-1484, 2014.
23) Borger DR, Tanabe KK, Fan KC, et al.：Frequent mutation of isocitrate dehydrogenase (IDH) 1 and IDH2 in cholangiocarcinoma identified through broad-based tumor genotyping. Oncologist 17：72-79, 2012.
24) Kipp BR, Voss JS, Kerr SE, et al.：Isocitrate dehydrogenase 1 and 2 mutations in cholangiocarcinoma. Hum Pathol 43：1552-1558, 2012.
25) Wang P, Dong Q, Zhang C, et al.：Mutations in isocitrate dehydrogenase 1 and 2 occur frequently in intrahepatic cholangiocarcinomas and share hypermethylation targets with glioblastomas. Oncogene 32：3091-3100, 2013.
26) Le DT, Uram JN, Wang H, et al.：PD-1 blockade in mismatch repair deficient non-colorectal gastrointestinal cancers. J Clin Oncol 34（suppl 4S）：195, 2016.
27) Nakamura H, Arai Y, Totoki Y, et al.：Genomic spectra of biliary tract cancer. Nat Genet 47：1003-1010, 2015.
28) Graham RP, Barr Fritcher EG, Pestova E, et al.：Fibroblast growth factor receptor 2 translocations in intrahepatic cholangiocarcinoma. Hum Pathol 45：1630-1638, 2014.

* * *

特集

胆道癌の薬物療法：Up-to-Date

ゲムシタビン＋シスプラチン併用療法
―エビデンスと実施上の注意―

清水　怜[1)]

要約：ABC-02試験，BT22試験が2010年に報告され，ゲムシタビン＋シスプラチン療法は進行胆道癌における標準治療として位置付けられた。FUGA-BT試験でゲムシタビン＋S-1療法が全生存期間において非劣性を示してはいるが，ゲムシタビン＋シスプラチン療法は2018年7月現在でも1次化学療法の標準レジメンの一つであり，国内外で広く使用されている。投与の際はシスプラチンの腎障害に対してハイドレーション，マグネシウムの投与が必要である。長期投与時には難聴や末梢神経障害といったシスプラチンの蓄積毒性に注意を払う必要があり，ゲムシタビン単剤療法で維持することも考慮すべきである。

Key words：ゲムシタビン，シスプラチン，ショートハイドレーション，胆道癌

I．ゲムシタビン＋シスプラチン療法が標準治療に至るまで

2007年に発刊された胆道癌診療ガイドライン［第1版][1)]をみると，「切除不能進行癌に対する化学療法は，ゲムシタビン（GEM）またはS-1の有用性が期待できる可能性がある」と記載されている。当時，結腸・直腸癌ではFOLFOX＋ベバシズマブが日本で使用でき，胃癌においてはSPIRITS試験（S-1＋シスプラチン（CDDP）vs. S-1）がASCOで報告され，S-1＋CDDPが進行癌の1次化学療法の標準レジメンとして確立していた。

他癌種と異なり胆道癌でこのように標準レジメンが定まっていなかったのは，胆道癌における化学療法の報告が単群の試験や小規模な比較試験のみであったためである。欧米では患者数が少ないこと，胆管閉塞・胆管炎閉塞のマネジメントが必要であることなどから，大規模なランダム化比較試験が施行しにくい背景があった。

そのような状況の中，2010年にGEM単剤療法とゲムシタビン＋シスプラチン（GEM＋CDDP）併用療法とを比較する第Ⅲ相試験（ABC-02試験）[2)]が英国より，ランダム化第Ⅱ相試験（BT22試験）[3)]が日本より報告された。

1．ABC-02試験（表1）

英国で行われた第Ⅲ相試験である。切除不能胆道癌を対象として，GEM＋CDDP療法とGEM単剤療法に1対1にランダムに割り付け，主要評価項目を全生存期間として行われた。割り付け因子は，原発部位，遠隔転移の有無，施設，前治療歴の有無であった。410例が登録され，204例がGEM＋CDDP群，206例がGEM群となった。生存期間中央値は11.7ヵ月対8.1ヵ月（ハザード比0.64（95％信頼区間：0.52-0.80））と，有意にGEM＋CDDP群で生存期間が良好であった。本試験は，進行胆道癌で延命効果が証明されたはじめての大規模比較試験であった。

2．BT22試験（表1）

同じ時期に日本でも84例の切除不能胆道癌患者を対象にGEM＋CDDP療法とGEM単剤療法のランダム化第Ⅱ相試験が行われた。生存期間中央値はそれぞれ11.2ヵ月，7.7ヵ月であり，ABC-02試験と同じ様に

Gemcitabine and Cisplatin in Biliary Tract Cancer：
A Review and Management for Clinical Practice
Satoshi Shimizu
1) 埼玉県立がんセンター消化器内科（〒362-0806 北足立郡伊奈町小室780）

GEM＋CDDP療法で良好な傾向がみられた．

これら2試験によりGEM＋CDDP療法が進行胆道癌における標準化学療法[4,5]として位置付けられることになった．

II．標準治療確立後のGEM＋CDDP療法（表1）

大規模試験としてはGEM＋S-1療法とGEM＋CDDP療法との第Ⅲ相試験（FUGA-BT）[6]が報告されている．同試験ではGEM＋S-1療法の非劣性は示されたが，優越性は証明されなかった．2018年7月現在，本レジメンより延命効果を示せた報告はなく，GEM＋CDDP療法が切除不能進行胆道癌における標準治療の一つとして現在でも国内外で広く使用されている．

III．GEM＋CDDP療法の投与方法

1．GEM＋CDDP療法の対象

PS良好（ECOG PS 0-1）な切除不能または再発胆道癌の患者を対象としている．また，CDDP投与のため腎機能が保持されていること，化学療法を行う一般的な前提として主要臓器機能が保たれていることも必要である（例：好中球数≧1,500/μL，血小板数≧10.0万/μL，T-Bil≦2.0 mg/dL（胆道ドレナージで改善傾向にある場合は3.0 mg/dL），Cre＜1.2 mg/dL，クレアチニンクリアランス≧50 mL/min/body）．閉塞性黄疸，胆管炎は十分にマネジメントされていなければならない．

2．投与方法

GEM 1,000 mg/m^{2}をday 1，day 8に30分間の点滴静注，CDDPは25 mg/m^{2}をday 1，day 8に60分間の点滴静注を行う．3週を1コースとして，癌の増悪が認められるか，有害事象により治療継続がすすめられなくなるまで繰り返し投与する．

当院では，好中球数≧1,000/μL，血小板数≧7.0万/μL，T-Bil≦3.0 mg/dL，Cre＜1.5 mg/dL，投与可能な全身状態であること（有害事象がGrade 2以下を目安），を満たしていることを各投与時の基準としている．

3．GEMの減量・中止基準

治療中に，好中球数＜500/μL，血小板数＜2.5万/μL，発熱性好中球減少症，CTCAEでGrade 3以上の非血液毒性が起こった場合にはGEMを800 mg/m^2，600 mg/m^{2}へと順に減量する．それ以上の減量が必要になった場合には，GEM＋CDDP療法を中止する．また，間質性肺炎が起こった場合は，以後GEM＋CDDP療法は投与中止とする．

4．CDDPの中止基準

CDDPは減量しない．CDDPが原因で次のような有害反応が起きた場合には以後のCDDP投与を中止する．

- 化学療法が原因で腎機能障害がおき1週間以上投与が延期になった場合
- Grade 2以上の末梢性運動ニューロパチー，末梢性感覚ニューロパチー（Grade 2：中等度の症状：身の回り以外の日常生活動作の制限）
- Grade 2以上の聴覚障害（Grade 2：補聴器/治療を要さない聴力低下；身の回り以外の日常生活動作の制限）
- Grade 3以上のアレルギー反応，アナフィラキシー

IV．GEM＋CDDP療法の副作用と投与の実際

1．GEM＋CDDP療法の副作用

GEM＋CDDP療法は，2種の殺細胞性抗癌薬を使用しているが，CDDPが低用量であるので，表2に示すように骨髄抑制以外は重度の副作用の頻度は少ない．副作用マネジメントが膵癌・胃癌・大腸癌など他の癌腫の化学療法よりも難しいということはない．ただし，CDDPはプラチナ系薬剤であり5〜20％の頻度でアレルギーを引き起こすので留意する．また，CDDPの長期間投与に伴って聴覚障害，神経障害といった蓄積毒性も生じうる．

胆道癌という疾患の特性上，高頻度で胆管閉塞，胆管炎を合併する．患者に胆管炎が起こりうること・胆道ドレナージが必要であることの教育と，医療機関内での胆管炎に対するマネジメントの重要性の共有が大事である．

2．CDDP投与時に知っておくべき背景と投与の実際

CDDPは殺細胞性抗癌薬のなかでも，古くから使用されている薬剤である．承認されてより時間も経過しており，有害反応に対する支持療法は変遷してきた．以下に，腎機能障害に対する投与時のハイドレーション，消化器毒性に関する予防的制吐剤の使用について記す．

　①急性腎障害に対するショートハイドレーションとマグネシウム

CDDPは開発当初は腎毒性が強く，一時，開発が中断されていたこともある．その後，投与前後の大量補液と強制利尿により急性腎障害が回避される報告がされ，1978年に米国で，1983年に日本で承認されるにい

表1 GEM+CDDP療法の主なランダム化比較試験

試験名 報告年	レジメン	症例数	生存期間中央値（月）	ハザード比：95%CI P値	無増悪生存期間中央値（月）	ハザード比：95%CI P値	奏効割合	病勢制御割合
ABC-02[2]	GEM+CDDP	204	11.7	0.64：0.52-0.80	8.0	0.63：0.51-0.77	25.7%	79.1%
2010	GEM	206	8.1	P<0.001	5.0	P<0.001	15.9%	71.2%
BT22[3]	GEM+CDDP	41	11.2	0.69：0.42-1.13	5.8	0.66：0.41-1.05	19.5%	68.3%
2010	GEM	42	7.7	—	3.7	—	11.9%	50.0%
FUGA-BT[6]	GEM+S-1	179	15.1	0.945：0.777-1.149	6.8	0.864：0.697-1.070	29.8%	83.7%
2018	GEM+CDDP	175	13.4	P=0.0459*	5.8	—	32.4%	82.4%

＊：p for non-inferiority

たった。

CDDPの腎障害の機序として，静脈内に投与されたCDDPが糸球体からろ過された後に近位尿細管へ蓄積し，近位尿細管細胞を障害すると想定されている。静脈内に投与されたCDDPはすみやかに蛋白と結合し糸球体でろ過されないが，一部の蛋白と結合しない遊離型CDDPは糸球体でろ過され，約2時間をかけて体内から排出される。そのため，投与直後から約2時間において急性の腎障害が生じうると考えられている。

CDDPは承認当時，3L以上の補液が約10時間以上かけて行われていた。その後，欧米で補液量を減少させた投与（ショートハイドレーション法）で発現頻度は変わらない報告がされた。日本でも，ショートハイドレーション法に対する前向き試験が行われ，認容性ありと報告されている。

また，マグネシウムとCDDP腎障害に関する報告がある。CDDP投与により近位尿細管などでマグネシウムの不適切な分泌が引きおこされ，低マグネシウム血症が生じる。さらに動物モデルにおいて，低マグネシウム血症によりCDDPの近位尿細管での再吸収が促進され，近位尿細管におけるCDDPの濃度が上昇し，広範な腎障害が惹起されることが示されている。

CDDP投与後にマグネシウムを補充の有無について小規模のランダム化比較試験が行われ，補充群で腎障害の軽減がみられた。現時点ではシスプラチン投与に際してマグネシウム製剤の補充が推奨される。

②ショートハイドレーションの方法

「シスプラチン投与におけるショートハイドレーション法の手引き」[7]によるとショートハイドレーションの適応となるのは腎機能が十分に維持されていること（例：血清クレアチニン値施設基準上限値以下かつクレアチニンクリアランス値≧60 mL/min），飲水指示に対して十分な理解力を有すること，補液に対する心機能が保持されていること，全身状態が良好であること（ECOG PS 0-1）となっている。

投与時の補液に含める内容としては表3のように記載され，以下の点に留意して実施する。
・必要に応じて入院で行う
・CDDP投与直後2時間の尿量・体重管理。尿量を目安として1L以上を確保する。必要に応じて強制利尿薬の追加を検討（例：尿回数が少ない，体重が2kg増加した場合）
・CDDP投与後3〜5日間で，食思不振のため飲水困難となった場合には，腎前性腎障害を避けるために積極的に点滴補液を行う。

③予防的制吐剤

CDDPは高度催吐性リスクに分類され，5HT3拮抗薬，ステロイド，NK1拮抗薬の3剤併用がすすめられている。しかし，他癌腫のレジメンと比較し，CDDPの1回投与量が少ないことから，3剤併用ではなく，2剤併用で許容されることが多い。当院では，GEM，CDDPの投与日にパロノセトロン0.75 mg，デキサメタゾン9.9 mgの静注で予防的制吐剤の投与を行っている。

V．長期になった場合CDDPをいつまで投与するのか

表1のようにGEM+CDDP療法は奏効割合20〜32%，病勢制御割合68〜82%，無増悪生存期間中央値5.8〜8.0ヵ月である。治療効果が得られる人では，1年以上の投与となることもしばしば経験する。そのような長期間の投与の場合，GEM+CDDPの併用療法を継続するか，それとも，CDDPを中止してGEM単剤療法にして継続するかどうかについては明確な答えがない。

CDDPは総投与量が300 mg/m^{2}を超えると，末梢神経障害，難聴，腎障害といった蓄積毒性が出現しやすくなる。これらの蓄積毒性は，出現としては緩やかに出現し，原因薬剤を中止してからも症状が長期間にわ

表 2　GEM＋CDDP 療法，GEM＋S-1 療法の主な副作用

	GEM＋CDDP			GEM＋S-1
	ABC-02[2]	BT22[3]	FUGA-BT[6]	FUGA-BT[6]
	n＝204	n＝41	n＝175	n＝179
Leukocytes	15.7%	29.3%	31.6%	24.9%
Platelets	8.6%	39.0%	16.4%	7.3%
HGB	7.6%	36.6%	24.0%	6.2%
Neutrophils	25.3%	56.1%	60.8%	59.9%
ALT	9.6%	24.4%	—	—
Anorexia	3.0%	0%	5.8%	5.6%
Fatigue	18.7%	0%	4.7%	5.6%
Nausea	4.0%	0%	0.6%	1.7%
Vomiting	5.1%	0%	0.6%	0.6%
Diarrhea	—	2.4%	1.2%	1.1%
Renal function	1.5%	2.4%	—	—

BT22：acute renal failure.

表 3　ショートハイドレーションの補液に含める内容（文献 7 より）

生理食塩液を含めた補液	合計 1.6 L～2.5 L（4 時間～4 時間 30 分）
経口補液	当日シスプラチン投与終了までに 1 L 程度
マグネシウム	合計 8 mEq
強制利尿薬	20%マンニトール 150 mL～200 mL 程度，または，フロセミド 20 mg 静注

たり残存し，改善が乏しい場合もある。患者さん自身が症状に気づきにくいようなときもあり，医療者側から難聴や末梢神経障害について積極的に確認していく必要がある。

　ABC-02 試験では 24 週，BT22 試験では 48 週を上限としてプロトコール治療が規定されていた。上限に達した後の治療内容については規定されていなかった。FUGA-BT 試験は CDDP の投与回数は最大で 16 回（合計 400 mg/m² 相当）とされていた。16 回投与終了時点で有効性が持続されている患者に対しては，GEM 単剤療法を続けて行うことがプロトコール治療となっていた。いずれの試験も CDDP の蓄積毒性を考慮したものと考えられる。

　このように CDDP をどこまで併用して投与を継続するべきかは明らかではない。現時点で GEM＋CDDP 療法は延命目的の化学療法であり，併用療法の利益とリスクのバランスから考えていくのが妥当であろう。代表的な 3 試験での投与の規定が前述のようであることから，治療継続期間が半年以上経過している場合には，GEM 単剤療法で維持していくことは選択肢の一つとして考慮すべきである。蓄積毒性が出現した場合には積極的に検討すべきである。

VI. 1 次化学療法として GEM＋CDDP 療法，GEM＋S-1 療法のどちらを選ぶべきか

　FUGA-BT 試験においてのサブグループ解析では，性別，年齢，PS，原発巣において，GEM＋CDDP 療法，GEM＋S-1 療法のどちらの治療がより有用かということは示されなかった。有効性の観点からは，治療レジメンの対象を絞り込むのは難しい。

　投与時間のみを考えると，GEM＋CDDP 療法はハイドレーションの必要性から 3～4 時間かかり，GEM＋S-1 療法は約 30 分であることとくらべると患者負担は大きい。しかし，S-1 は内服薬である。副作用に応じた病院への連絡・休薬が難しかったり，間違えて内服してしまうなど，薬剤アドヒアランスが不良な場合には，GEM＋S-1 療法はリスクが高く，投与時間は長くなるが GEM＋CDDP 療法のほうがより安全に治療できる。

　その他のポイントとしては GEM と併用する CDDP と S-1 のどちらが使用しにくいかという点がある。心機能がハイドレーションに耐えられない場合は GEM＋CDDP 療法はすすめられない。一方で，下痢がある場合には GEM＋S-1 療法は副作用の観点から勧められない。

おわりに

GEM+CDDP療法が標準治療として確立された背景と，その実際の投与方法について述べた．古くから使用されている薬剤であるが，その実際について本項目を通じることで，より良い医療が胆道癌患者さんに提供できる一助となることを期待する．

参考文献

1) 胆道癌診療ガイドライン作成出版委員会編：エビデンスに基づいた胆道癌診療ガイドライン［第1版］：医学図書出版，2007.
2) Valle J, Wasan H, Palmer DH, et al.：Cisplatin plus gemcitabine versus gemcitabine for biliary tract cancer. N Engl J Med 362：1273-1281, 2010.
3) Okusaka T, Nakachi K, Fukutomi A, et al.：Gemcitabine alone or in combination with cisplatin in patients with biliary tract cancer：a comparative multicentre study in Japan. Br J Cancer 103：469-474, 2010.
4) 日本肝胆膵外科学会，胆道癌診療ガイドライン作成委員会編集：エビデンスに基づいた胆道癌診療ガイドライン 改定第2版：医学図書出版，2014.
5) Furuse J, Okusaka T, Bridgewater J, et al.：Lessons from the comparison of two randomized clinical trials using gemcitabine and cisplatin for advanced biliary tract cancer. Crit Rev Oncol Hematol 80：31-39, 2011.
6) Ueno M, Morizane C, Okusaka T, et al.：Randomized phase III study of gemcitabine plus S-1 combination therapy versus gemcitabine plus cisplatin combination therapy in advanced biliary tract cancer：A Japan Clinical Oncology Group study（JCOG1113, FUGA-BT）. J Clin Oncol 36（suppl）：4014, 2018.
7) 日本肺癌学会ガイドライン検討委員会ショートハイドレーションに関わる手引き作成チーム，日本臨床腫瘍学会ガイドライン委員会：シスプラチン投与におけるショートハイドレーション法の手引き：https://www.haigan.gr.jp/uploads/files/photos/1022.pdf：2015.

* * *

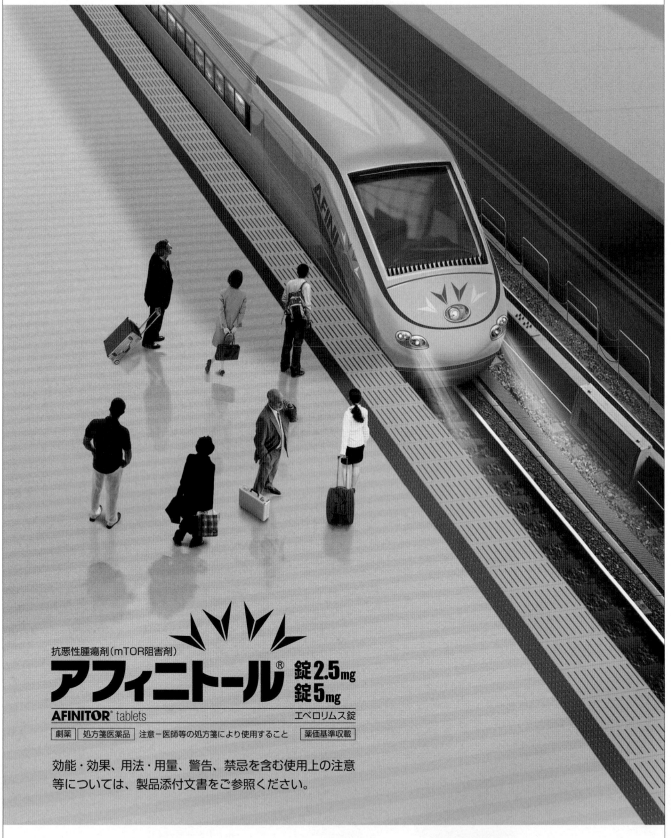

特集

胆道癌の薬物療法：Up-to-Date

ゲムシタビン＋S-1併用療法のエビデンス
―実臨床にどう使うか？

須藤研太郎[1]・中村　和貴[1]・辻本　彰子[1]・喜多絵美里[1]・石井　　浩[1]・山口　武人[1]

要約：従来，切除不能進行胆道癌に対する標準的治療はゲムシタビン＋シスプラチン療法（GC療法）とされる。ゲムシタビン＋S-1併用療法（GS療法）は本邦で開発された治療であるが，2018 Gastrointestinal Cancer Symposium においてGC療法との第Ⅲ相試験（JCOG1113：FUGA-BT試験）の結果が報告され，GC療法に対する非劣性が示された。GS療法は切除不能胆道癌に対する一次治療の選択肢となったが，GC療法との使い分けなど臨床的な課題も少なくない。本稿では切除不能胆道癌におけるGS療法のエビデンスを振り返り，実臨床における位置付けについて考察を行う。

Key words：ゲムシタビン，S-1，胆道癌

はじめに

切除不能進行胆道癌に対する化学療法はゲムシタビン（GEM）単剤との第Ⅲ相試験（ABC-02試験）の結果に基づき，GEM＋シスプラチン療法（GC療法）が標準的治療とされる[1]。

GEM＋S-1療法（GS療法）は本邦で開発された治療であり，当初，切除不能膵癌に対する化学療法として報告された。膵癌ではGEM単剤との第Ⅲ相試験（GEST試験）が行われたが，全生存期間の改善は示されなかった[2]。

切除不能胆道癌に対するGS療法はこれまで第Ⅱ相試験が7編報告されている[3〜9]。さらに本年，2018 Gastrointestinal Cancer Symposium においてGC療法との第Ⅲ相試験（JCOG 1113：FUGA-BT試験）が報告され，GC単剤に対する非劣性が示された[10]。これを受けて，GS療法も切除不能胆道癌に対する初回治療の選択肢となったが，GC療法との使い分けなど臨床的な課題も少なくない。本稿では切除不能胆道癌に対するGS療法の臨床試験のデータを概説し，日常診療における位置付けについて考察を行う。

Ⅰ．切除不能胆道癌に対するGS療法第Ⅱ相試験

切除不能胆道癌を対象としたGS療法の第Ⅱ相試験を表1に示す。これまで4編の単アーム第Ⅱ相試験，3編の無作為化第Ⅱ相試験が報告され，奏効割合16〜36％，無増悪生存期間中央値（またはtime to progression）4.4〜7.1ヵ月，生存期間中央値8.9〜15.9ヵ月と良好な成績が示されている[3〜9]。本邦で行われた切除不能胆道癌に対するGC療法vs GEM単剤の無作為化第Ⅱ相試験（BT22）ならびに英国より報告された第Ⅲ相試験（ABC-02）ではGC療法の奏効割合は19.5％（BT22），無増悪生存期間中央値5.8〜8.0ヵ月，生存期間中央値11.2〜11.7ヵ月であり，GS療法の治療成績はこれと遜色ない結果であった[1,11]。

第Ⅱ相試験の中で，もっとも大規模なものはJCOG（Japan Clinical Oncology Group）の行ったGS療法vs S-1単剤の無作為化第Ⅱ相試験である（JCOG 0805）[6]。本試験は主要評価項目を1年生存割合としてGS療法およびS-1単剤の有効性を検討した。この結果，1年

GEM and S-1 for Biliary Tract Cancer
Kentaro Sudo et al

1) 千葉県がんセンター消化器内科（〒260-8717 千葉市中央区仁戸名町666-2）

表 1　切除不能胆道癌に対する GS 療法第Ⅱ相試験

報告者	デザイン	治療	n	奏効割合	PFS or TTP（月）	MST（月）
Sasaki (2010)[3]	PⅡ	GS	35	34.3%	5.9	11.6
Kanai (2011)[4]	PⅡ	GS	25	30.4%	N.A.	12.7
Sasaki (2013)[5]	rPⅡ	GS	30	20%	5.6	8.9
		GEM	32	9.4%	4.3	9.2
Morizane (2013)[6]	rPⅡ	GS	51	36.4%	7.1	12.5
		S-1	50	17.4%	4.2	9
					($P<0.0001$)	($P=0.52$)
Kim (2015)[7]	PⅡ	GS	38	18.4%	4.4	9
Li (2016)[8]	rPⅡ	GS	25	36%	4.9	11
		GEM	25	24%	3.7	10
		S-1	25	8%	1.6	6
Arima (2017)[9]	PⅡ	GS	38	15.8%	5.8	15.9

PⅡ：phaseⅡ study；rPⅡ：randomized phaseⅡ study；N.A.：not available

生存割合，生存期間中央値は GS 療法，S-1 単剤でおのおの 52.9％および 40％，生存期間中央値 12.5ヵ月および 9ヵ月と GS 療法で良好な傾向がみられ，続く第Ⅲ相試験におけるレジメンとしてより有望であると結論づけられた。

Ⅱ．切除不能胆道癌に対する GS 療法および GC 療法の第Ⅲ相試験

JCOG では前項の JCOG 0805 試験に続く第Ⅲ相試験として GS 療法と GC 療法の第Ⅲ相試験を行った（JCOG 1113，FUGA-BT 試験）。本試験は全生存期間を主要評価項目として，GS 療法の GC 療法に対する非劣性ならびに非劣性が示された場合，優越性も検証するデザインとして行われた[10]。GC 療法は標準的投与法，GS 療法は 3 週を 1 クールとして S-1 内服 60 or 80 or 100 mg/body/day，day 1〜14，GEM 1,000 mg/m^2 day 1，8 のスケジュールで投与された。

本年の 2018 Gastrointestinal Cancer Symposium において解析結果が報告されたが，GS 療法に 179 例，GC 療法に 175 例が割付登録され，主要評価項目である全生存期間についてハザード比 0.945（90％信頼区間 0.777-1.149）と当初設定した非劣性マージン 1.155 を下回っており，GS 療法の GC 療法に対する非劣性が証明された（生存期間中央値：GS 療法 15.1ヵ月，GC 療法 13.4ヵ月，$P=0.0459$）（表 2）[10]。なお，奏効割合は GS 療法 29.8％，GC 療法 32.4％（$P=0.70$）と統計学的な有意差はみられず，無増悪生存期間はハザード比 0.864（95％信頼区間：0.697-1.07），中央値 GS 療法 6.8ヵ月，GC 療法 5.8ヵ月であった。

有害事象についてはグレード 3 以上の好中球数減少（約 60％），発熱性好中球減少（約 2％）については両

表 2　GS 療法 vs GC 療法第Ⅲ相試験（FUGA-BT）の概略[10]

	GS 療法	GC 療法
症例数	179	175
胆囊	39%	39%
肝内胆管	25%	29%
肝外胆管	33%	28%
乳頭部	3%	4%
奏効割合	29.8%	32.4%
無増悪生存期間中央値	6.8ヵ月	5.8ヵ月
生存期間中央値	15.1ヵ月	13.4ヵ月
有害事象（grade 3 以上）		
白血球減少	24.9%	31.6%
好中球減少	59.9%	60.8%
貧血	6.2%	24%
血小板減少	7.3%	16.4%
疲労	5.6%	4.7%
斑状丘疹状皮疹	6.2%	0%
胆道感染	20.9%	19.3%
悪心	1.7%	0.6%
嘔吐	0.6%	0.6%
食欲不振	5.6%	5.8%
口腔粘膜炎	1.7%	0%
下痢	1.1%	1.2%
発熱性好中球減少症	1.7%	2.3%
治療関連死	0%	1.8%

群とも同程度にみられたが，貧血（6.2％ vs 24％），血小板数減少（7.3％ vs 16.4％）については GC 療法で高頻度であった。一方，斑状丘疹状皮疹（6.2％ vs 0％）については GS 療法で高頻度に認められた。また，プロトコールに規定された"Clinically Significant Adverse events"すなわちグレード 2 上の疲労，悪心，口腔粘膜炎，食欲不振，嘔吐，下痢の頻度について，GS 療法で頻度が少ない傾向にあったが，顕著な差はみられなかった（GS：29.9％，GC：35.1％）。

なお，GC 療法の 2 次治療としては S-1 単剤が 44％

ともっとも多く，GS療法後の2次治療としてはGC療法が56％と最多であった。

III．GS療法とGC療法をどう選択するか？

FUGA-BT試験ではGS療法のGC療法に対する非劣性が示されたが，本項ではGC療法との治療選択について考えてみたい。

1．GC療法に対する非劣性の解釈について

非劣性試験とは標準治療に対して，「臨床的に許容される範囲」を超えて劣ることがないことを検証する試験デザインである。この「臨床的に許容される範囲」が非劣性マージンであり，FUGA-BT試験において規定された非劣性マージンはハザード比1.155である。ちなみに切除不能膵癌を対象としてGEMに対するS-1の非劣性を検証したGEST試験における非劣性マージンは1.33であり，「臨床的に許容される範囲」として過大ではないかという議論が行われた[2]。一般に非劣性の示された新規治療の位置付けは，臨床的な治療効果に加え，有害事象，利便性，コスト面でのメリットを勘案して決定される。

FUGA-BT試験における両群の生存曲線をみる限り，GS療法はGC療法と同等の治療効果が期待される。さらに無増悪生存期間の生存曲線ではGS療法が若干，上をいっているようにみえる（ただし，ハザード比95％信頼区間上限が1.07と1.0を超えているため，優越性は示されていない）。

有害事象については貧血や血小板数減少を除き，GS療法が明確に有利ということはなく，シスプラチン投与に伴うハイドレーションがないことや経口剤という点がGS療法のメリットになるものと考えられる。ただ，これらの点は患者や医師によっても感じ方は異なり，かえって2週間連続してS-1を服薬する必要のないGC療法のほうがより簡便という意見もありうる。

2．GC療法と腎機能障害

筆者はGS療法のメリットとしてもっとも大きい点は腎機能に対する影響が少ない点と考えている。GC療法には治療継続に伴い腎機能が徐々に低下するデメリットがある[12]。KobayashiらはGC療法を行った胆道癌患者79例を後方視的に検討し，GFRが50 mL/min未満に減少する要因として，シスプラチン総投与量＞400 mg/m^{2}および治療前GFR 80 mL/min未満を有意な因子と報告している[12]。FUGA-BT試験ではGC療法群のシスプラチン投与を16回までと規定し，最大投与量が400 mg/m^{2}の範囲におさまるように計画されている。規定回数によるシスプラチン中止後はGEM単剤による治療が行われた。

日常診療ではGC療法に抵抗性となった場合，S-1が使用されるケースが多い。実際，FUGA-BT試験においてもGC療法群の約55％の患者に2次治療としてS-1が使用されている（S-1単剤44％，GS療法11％）。S-1は腎機能低下時に用量調整が必要であり，GC療法による腎機能低下はデメリットとなる。S-1適正使用ガイドによればクレアチニンクリアランス30 mL/min未満では投与不可となっており，30 mL/min以上60 mL/min未満においても原則減量が推奨されている。2次治療まで考えた場合，当初より腎機能低下を有する患者に対してはGS療法を選択すべきかもしれない。

3．胆道癌サブグループと治療選択

FUGA-BT試験では患者因子（性別，年齢，PS），進展度（局所 vs 転移性 vs 術後再発），腫瘍部位（胆囊，肝外胆管，肝内胆管，乳頭部）についてサブグループ解析が行われたが，両群で有意差のついた項目はみられず，GS療法とGC療法の使い分けについて有用な情報は得られていない。ただ，上記解析のうち局所進行例（n＝65）においてハザード比0.67（95％信頼区間：0.36-1.22）とGS療法が良好な傾向にあり，今後の検討に期待したい。また，症例数が13例と少なく評価は難しいが，乳頭部癌ではハザード比2.19（95％信頼区間：0.64-7.44）とGC療法で良好な傾向がみられている。胆道癌は腫瘍の部位によって分子生物学的な背景が異なるheterogeneousな集団であり，おのおのの治療法によって，より高い効果の得られる集団についてさらなる検討が必要である。

4．胆道癌のゲノム異常に基づく治療選択

近年日本人を対象として行われた胆道癌239例の全エクソン解析では*BRCA1/2*の異常が約6％（*BRCA1*：1.3％，*BRCA2*：4.6％）の症例で認められている[13]。*BRCA1/2*などのDNA修復関連遺伝子に異常を有する腫瘍ではシスプラチンを含むプラチナ製剤に対する感受性が高いとされており，こうした症例ではGC療法が第1選択となりうる。ゲノム異常に基づくprecision medicineの臨床実装は目前にせまっており，今後データの集積が必要である。

参考文献

1) Valle J, Wasan H, Palmer DH, et al.：Cisplatin plus gemcitabine versus gemcitabine for biliary tract cancer. N Engl J Med **362**：1273-1281, 2010.
2) Ueno H, Ioka T, Ikeda M, et al.：Randomized phase III study of gemcitabine plus S-1, S-1 alone, or gem-

citabine alone in patients with locally advanced and metastatic pancreatic cancer in Japan and Taiwan : GEST study. J Clin Oncol **31** : 1640-1648, 2013.

3) Sasaki T, Isayama H, Nakai Y, et al. : Multicenter, phase Ⅱ study of gemcitabine and S-1 combination chemotherapy in patients with advanced biliary tract cancer. Cancer Chemother Pharmacol **65** : 1101-1107, 2010.

4) Kanai M, Yoshimura K, Tsumura T, et al. : A multi-institution phase Ⅱ study of gemcitabine/S-1 combination chemotherapy for patients with advanced biliary tract cancer. Cancer Chemother Pharmacol **67** : 1429-1434, 2011.

5) Sasaki T, Isayama H, Nakai Y, et al. : A randomized phase Ⅱ study of gemcitabine and S-1 combination therapy versus gemcitabine monotherapy for advanced biliary tract cancer. Cancer Chemother Pharmacol **71** : 973-979, 2013.

6) Morizane C, Okusaka T, Mizusawa J, et al. : Randomized phase Ⅱ study of gemcitabine plus S-1 versus S-1 in advanced biliary tract cancer : a Japan Clinical Oncology Group trial (JCOG 0805). Cancer Sci **104** : 1211-1216, 2013.

7) Kim HS, Kim HY, Zang DY, et al. : Phase Ⅱ study of gemcitabine and S-1 combination chemotherapy in patients with metastatic biliary tract cancer. Cancer Chemother Pharmacol **75** : 711-718, 2015.

8) Li H, Zhang ZY, Zhou ZQ, et al. : Combined gemcitabine and S-1 chemotherapy for treating unresectable hilar cholangiocarcinoma : a randomized open-label clinical trial. Oncotarget **7** : 26888-26897, 2016.

9) Arima S, Shimizu K, Okamoto T, et al. : A Multicenter Phase Ⅱ Study of Gemcitabine plus S-1 Chemotherapy for Advanced Biliary Tract Cancer. Anticancer Res **37** : 909-914, 2017.

10) Morizane C, Okusaka T, Mizusawa J, et al. : Randomized phase Ⅲ study of gemcitabine plus S-1 combination therapy versus gemcitabine plus cisplatin combination therapy in advanced biliary tract cancer : A Japan Clinical Oncology Group study (JCOG1113, FUGA-BT). 2018 Gastrointestinal Cancers Symposium Abstract# : 205

11) Okusaka T, Nakachi K, Fukutomi A, et al. : Gemcitabine alone or in combination with cisplatin in patients with biliary tract cancer : a comparative multicentre study in Japan. Br J Cancer **103** : 469-474, 2010.

12) Kobayashi S, Ueno M, Ohkawa S, et al. : Renal toxicity associated with weekly cisplatin and gemcitabine combination therapy for treatment of advanced biliary tract cancer. Oncology **87** : 30-39, 2014.

13) Nakamura H, Arai Y, Totoki Y, et al. : Genomic spectra of biliary tract cancer. Nat Genet **47** : 1003-1010, 2015.

* * *

特集

胆道癌の薬物療法：Up-to-Date

切除不能胆道癌に対する1次治療の開発
―最近の動向と進捗中の臨床試験を中心に―

高原　楠昊[1]・中井　陽介[1]・大山　博生[1]・金井　祥子[1]・鈴木　辰典[1]
佐藤　達也[1]・石垣　和祥[1]・武田　剛志[1]・白田龍之介[1]・齋藤　圭[1]
齋藤　友隆[1]・水野　卓[1]・木暮　宏史[1]・多田　稔[1]・小池　和彦[1]

要約：胆道癌は最難治癌の一つである。胆道癌に対する唯一の根治療法は外科的手術であるが，非切除例や術後再発例に直面することも多く，生存期間の延長のためには化学療法の果たす役割は非常に大きい。英国および本邦で行われた比較試験により，ゲムシタビン＋シスプラチン併用療法が標準治療として確立された。それ以降，数多くの臨床試験が行われてきたが，いまだ標準治療を凌駕する治療法は報告されていない。最近の分子生物学の急速な進歩により，腫瘍の発生に関与する遺伝子発現や増殖・進展につながるシグナル伝達に対する理解が深まり，免疫チェックポイント阻害薬を含めて多くの分子標的治療薬の開発が進んでいる。胆道癌にもこれらの新しい薬剤を用いた臨床試験が行われており，いくつかの有望な結果も報告されている。加えて，殺細胞性抗癌剤を中心にした新規治療の開発も行われており，今後の展開が期待されている。

Key words：胆道癌，化学療法，1次治療，臨床試験，分子標的治療薬，免疫チェックポイント阻害薬

はじめに

　胆道癌は膵癌と並ぶ最難治癌の一つである。胆道癌は肝内胆管から肝外胆管，胆囊およびファーター乳頭に及ぶ胆道系に生じる悪性腫瘍で，肝内胆管癌・肝外胆管癌・胆囊癌・ファーター乳頭部癌を含むheterogenousな腫瘍の総称である。世界的には本邦を含めた東アジア諸国などが好発地域であり，我が国では年間約2万人が胆道癌に罹患・死亡しており，癌罹患者の第9位，癌死亡の第6位を占めている。
　胆道癌に対する唯一の根治療法は外科的手術であるが，根治切除が望めない状態で診断されることも多い。たとえ根治切除が施行できたとしても術後再発の頻度は高いため，治療成績改善のためには，非手術療法の開発が必要不可欠で，化学療法の果たす役割は非常に大きい。しかし胆道閉塞に伴う閉塞性黄疸や胆管炎などを併発するリスクが高い病態に加えて，各腫瘍における治療方針や予後の多様性などにより，化学療法の開発は困難であった。2010年に英国より切除不能胆道癌に対する化学療法の大規模なランダム化比較試験（ABC-02試験）が報告され，また本邦で行われたランダム化第Ⅱ相試験（BT22試験）でも同様の結果が得られたことから，ゲムシタビン（GEM）＋シスプラチン（CDDP）併用療法が胆道癌に対する標準治療として位置付けられた[1,2]。その後，現在に至るまで数多くの臨床試験が行われてきたが，GEM＋CDDP併用療法を凌駕する治療法は示されていない。
　最近の分子生物学の進歩により，腫瘍の発生に関与する遺伝子発現や増殖・進展につながるシグナル伝達

Development of First-line Treatment for Advanced Biliary Tract Cancer
Naminatsu Takahara et al
1) 東京大学大学院医学系研究科消化器内科（〒113-8655 文京区本郷7-3-1）

に対する理解が深まり，免疫チェックポイント阻害薬を含めて多くの分子標的治療薬の開発が進んでいる。胆道癌においてもこれらの新しい薬剤を用いた臨床試験が行われており，いくつかの有望な結果も報告されている。一方で殺細胞性抗癌剤を中心にした新規治療の開発も行われており，今後の展開が期待されている。

本稿では注目すべき最近の報告および進行中の臨床試験を中心に紹介し，将来展望について述べる。

I．殺細胞性抗癌剤

本邦では胆道癌に対しGEM，CDDPに加えて，S-1が保険適応となっており，これら3剤を中心に治療が組み立てられてきた。とくにGEM+S-1併用療法は第2相試験で良好な成績を示したことを受けて，2013年5月よりGEM+S-1併用療法のGEM+CDDP療法に対する非劣性を検証する第3相比較試験（JCOG1113）が実施された。2018年米国臨床腫瘍学会総会で結果が報告され，生存期間中央値はGEM+CDDP療法13.4ヵ月，GEM+S-1併用療法15.1ヵ月（ハザード比0.945，95％信頼区間0.777-1.149，$P=0.0459$）とGEM+S-1併用療法の非劣性が示され，初回化学療法の一つの治療選択肢として位置付けられた。

またGEM，CDDP，S-1の3剤を同時に使用するGCS療法は，第2相試験で生存期間中央値16.2ヵ月，1年生存率60％と有望な結果が報告され[3]，GEM+CDDP療法に対する優越性を検証する第3相比較試験（KHBO1401）が行われ，結果が待たれている。これらの2試験はすでに本邦で薬事承認が得られている薬剤を用いた検討であるため，いずれかの治療法の有効性が示されることになっても，本邦における切除不能・術後再発胆道癌に対する使用可能薬剤の選択肢が広がる可能性がないという課題が残る。

胆道癌に対する化学療法は，その組織発生学的な類似性から膵癌に対する化学療法を参考にして発展してきた経緯がある。本邦でも近年，FOLFIRINOX療法やGEM+ナブパクリタキセル療法が相次いで保険承認され，日常臨床として広く用いられている。また米国ではイリノテカン内包リポソーム（Onyvide®）が，2015年10月にゲムシタビン不応の転移性膵癌に対してフルオロウラシルとロイコボリンとの併用療法として適応承認を得ており[4]，今後本邦でも承認されると思われる。これらの治療法・薬剤の胆道癌への適応拡大をめざした臨床試験がいくつか進行中である。以下に代表的なものを示す。

1．FOLFIRINOX療法

フランスでmodified FOLFIRINOX療法とGEM+CDDP療法の第2/3相比較試験（AMEBICA）が進行中である（NCT02591030）。また本邦でも先進医療の制度下に第2相試験が行われており（UMIN000020801），今後の結果が待たれる。

2．ゲムシタビン+シスプラチン+ナブパクリタキセル併用療法

GEM+CDDP療法にナブパクリタキセルを上乗せする3剤併用療法の第2相試験が，米国MD Andersonを中心に実施され，51名を対象としたpreliminaryな結果が報告されている[5]。本療法は忍容性が高く，また無増悪生存期間11.4ヵ月（95％信頼区間6.1-16.1ヵ月），全生存期間19.2ヵ月（95％信頼区間13.6ヵ月-NA），奏効率39％，病勢制御率84％と非常に有望な結果が得られ第3相試験の実施に値すると報告されている（NCT02392637）。

3．イリノテカン内包リポソーム+フルオロウラシル+ロイコボリン併用療法

GEM+CDDP療法とのランダム化第2相試験がドイツ（NCT03044587）[6]，韓国（NCT03524508）で進行中である。またパクリタキセル内包リポソーム（SPARC1507）を用いた臨床試験も進行中である（NCT02597465）。

このほかにGEMのプロドラッグであるAcelarin（ABC-08；NCT02351765）や内服剤であるD07001-Softgel Capsules（NCT03531320）を用いた探索的な試験が行われている。またTAS-102（NCT03278106），Lurbinectedin（NCT02454972）などの殺細胞性抗癌剤の開発が引き続き期待される。

II．分子標的治療薬

近年，分子生物学の進歩により癌細胞に特徴的な遺伝子発現や癌の増殖や進展につながるシグナル伝達などが明らかになってきた。これらの細胞内シグナル伝達経路のさまざまな部位を分子標的とした治療薬の開発が行われている（図1）[7]。

1．IDH阻害薬（表1）

イソクエン酸脱水素酵素（isocitrate dehydrogenase：IDH）はイソクエン酸をα-ケトグルタール酸（α-ketoglutarate, α-KG）へ変換する触媒として作用する。IDHには三つのサブタイプ（IDH1, 2, 3）が知られており，IDH1は細胞質に，IDH2/3はミトコンドリア内に存在している。IDH変異により正常な酵素活性を失うと，癌代謝物質である2-HGの産生が亢進す

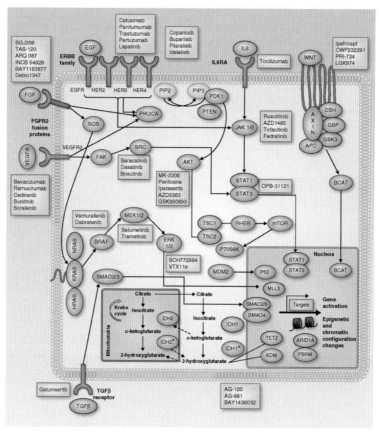

図1 胆道癌における細胞内シグナル伝達経路と治療標的
（文献7より引用）

表1 肝内胆管癌に対するIDH阻害薬を用いた進行中の主な臨床試験

NCT #	薬剤	機序	試験デザイン	主要評価項目	症例数
NCT02989857	AG-120 （ClarIDHy）	IDH1阻害	第3相 2次治療以降 IDH1変異	無増悪生存期間	186
NCT02746081	BAY1436032	IDH1阻害	バスケット型第1相 IDH1変異	安全性 推奨用量	100
NCT02428855	Dasatinib	マルチチロシンキナーゼ阻害	第2相 IDH1あるいはIDH2変異	奏効率	8
NCT03212274	Olaparib	PARP阻害	バスケット型第1相 IDH1変異	奏効率	75

※https://clinicaltrials.gov より検索

る。その結果DNAのメチル化が蓄積し，細胞の分化異常につながると考えられている。

IDH1/2変異のホットスポットはIDH1のアルギニン132残基あるいはIDH2のアルギニン172残基に位置する点変異であり，これらを選択的に阻害する薬剤が開発され，Gliomaや白血病細胞での有効性が報告されている[8,9]。IDH変異は肝内胆管癌でも比較的高頻度に認められることが明らかになり，治療標的として非常に期待されている。

これまでに行われたIDH1変異を有する固形腫瘍を対象にした第1相試験において，AG120は忍容性が高く，肝内胆管癌に対する有望な結果（奏効率5%，病勢制御率60%）が報告されており（NCT02073994），現在プラセボとの第3相比較試験が進行中である（NCT02989857）。またマルチチロシンキナーゼ阻害薬であるdasatinibがIDH変異を有する肝内胆管癌細胞株に有効であるとの報告をうけ[10]，IDH変異を伴う肝内胆管癌に対するdasatinibの臨床試験が実施され，登録が完了し結果が待たれている（NCT02428855）。

表 2 肝内胆管癌に対する FGFR 阻害薬を用いた進行中の主な臨床試験

NCT #	薬剤	機序	試験デザイン	主要評価項目	症例数
NCT02150967	BGJ398	ATP 競合性 FGFR1-3 阻害	第 2 相 2 次治療以降 FGFR2 融合遺伝子・変異	奏効率	120
NCT03230318	ARQ087	ATP 競合性 FGFR1-3 阻害	第 2 相 2 次治療以降 FGFR2 融合遺伝子	奏効率	100
NCT01948297	Debio1347	ATP 競合性 FGFR1-3 阻害	バスケット型第 1, 2 相 FGFR1-3 遺伝子変異	安全性	112
NCT02924376	INCB054828	ATP 競合性 FGFR1-3 阻害	第 2 相 2 次治療以降の肝内胆管癌 FGFR1-3 融合遺伝子・変異	奏効率	140
NCT02052778	TAS-120	共有結合型 FGFR1-3 阻害	バスケット型第 1, 2 相 FGFR2 融合遺伝子・変異	安全性, 奏効率	835

※https://clinicaltrials.gov より検索

2. FGFR 阻害薬（表 2）

線維芽細胞増殖因子（FGF）とその受容体（FGFR）は，胎生期においては臓器の器官形成に関与し，成人では組織の修復や血管新生に加え，恒常性維持機構にも関与していると言われている。FGFR は癌細胞にも発現し，細胞増殖の制御に関与する[11]。これまでにさまざまながん種で FGFR の遺伝子変異や増幅，蛋白の過剰発現が報告されており，肝内胆管癌では約 15% 程度に発現している。肝内胆管癌では，FGFR2 融合遺伝子は KRAS 変異や BRAF 変異と排他的であったことから，治療標的として非常に注目されている。

BGJ398 は経口の汎 FGFR 阻害剤であり，FGFR2 融合遺伝子または他の FGFR 遺伝子異常を有する，標準治療不応胆管癌患者 61 名を対象に第 2 相試験が実施され，奏効率 14.8%，病勢制御率 75.4%，無増悪生存期間 5.8 ヵ月と良好な治療成績が得られ[12]，さらなる評価が期待されている（NCT02150967）。

また ARQ087，Debio1347，INCB054828，TAS-120 はいずれも汎 FGFR 阻害作用を有する ATP 競合性阻害薬あるいは共有結合型阻害薬で，FGF/FGFR に異常のある肝内胆管癌などを対象に複数の臨床試験が進行中である（NCT03230318，NCT01948297，NCT02924376，NCT02052778）。さらに Ponatinib は FGFR だけでなく，PDGFR，VEGFR，Flt-3，RET，KIT，BCR-ABL などをターゲットとするマルチキナーゼ阻害剤であり，FGFR2 融合遺伝子を有する胆道癌患者を対象とした第 2 相試験が進行中である（NCT02265341）。

3. VEGF 阻害薬

胆道癌では血管新生を制御しているリガンドである血管内皮増殖因子（VEGF-A）が 40〜75% と比較的高頻度に発現している[13]。VEGF 過剰発現は，とくに腫瘍の浸潤部分で顕著に認められ，遠隔転移や微小血管の増生などとの関与が示唆されている[14]。微小血管の増生は肝外胆管癌術後の無再発生存期間やリンパ節転移陰性の肝内胆管癌や胆嚢癌の全生存期間に寄与する因子であることが示されており，VEGF 阻害薬を用いた臨床試験が数多く行われてきたが，これまでのところ満足のいく結果は得られていない。

Cediranib は血管内皮増殖因子受容体（VEGFR），血小板由来成長因子受容体（PDGFR）および c-KIT を選択的に阻害する経口剤である。GEM＋CDDP 療法への Cediranib 併用の有無を比較したランダム化第 II 相試験（ABC-03）で，Cediranib 併用による良好な奏効率および 6 ヵ月無増悪生存率を認めたが，主要評価項目である無増悪生存期間の有意な延長は得られなかった[15]。また Sorafenib は単剤療法あるいは GEM＋CDDP との併用療法で，いずれも十分な抗腫瘍効果を示すことができなかった[16,17]。さらに Vandetanib も Vandetanib 単剤，GEM との併用，GEM 単剤の 3 群を比較したランダム化第 II 相試験（VanGogh 試験）で，胆道癌における有効性を示すことができなかった[18]。現在 pazopanib（NCT01855724），regorafenib（NCT02053376，NCT02115542），ramucirumab（NCT02711553）を用いた試験結果が進行中であり，結果が待たれる。

4. 上皮増殖因子受容体ファミリー阻害薬

胆道癌では上皮増殖因子受容体（EGFR）の増幅あるいは変異がそれぞれ約 6%，15% に認められると報告されているが，これらの遺伝子異常の分子生物学的な解釈は明らかになっていない。

EGFR に対するモノクローナル抗体である Cetuximabは，当初GEM＋オキサリプラチン療法との併用で奏効率63%と非常に良好な成績が報告された。しかし，その後に実施されたランダム化第2相試験（BINGO study）ではCetuximabの有効性は確認できなかった[19]。

K-RAS陰性（wild type）症例に対するPanitumumabと化学療法（GEM＋オキサリプラチン＋カペシタビンあるいはGEM＋オキサリプラチン）の併用療法の第2相試験では，それぞれ6ヵ月無増悪生存率74%，奏効率45%といずれも主要評価項目を達成した[20,21]。一方，K-RASでの選別をしない集団におけるGEM＋イリノテカンとPanitumumab併用の第2相試験でも良好な成績が報告されたが[22]，ランダム化第2相試験（Vecti-BIL study）ではPanitumumabの上乗せ効果を確認することはできなかった[23]。

EGFRに対する選択的チロシンキナーゼ阻害薬であるErlotinibについても，さまざまな試験結果が報告されている。GEM＋オキサリプラチンに対するErlotinib併用の第3相比較試験では，全胆道癌を対象にすると両群間で無増悪生存期間および全生存期間ともに有意差を認めなかったが，胆管癌に限るとErlotinibの有用性が認められた（無増悪生存期間5.9ヵ月 vs. 3.0ヵ月，$P=0.049$）[24]。そのため現在さらなる臨床試験が進行中である（NCT00832637, NCT00987766）。

HER2は細胞表面に存在する糖タンパクで，EGFRファミリーに属する受容体型チロシンキナーゼである。HER2タンパクをコードする遺伝子はHER2/neu, erbB-2で細胞の増殖・分化などに関与している。近年，HER-2の過剰発現や遺伝子増幅が胆囊癌や肝外胆管癌で比較的高頻度に認められることが報告され，HER2に対する分子標的治療薬であるLapatinibを用いた臨床試験が行われたが，有効性を示すことができなかった[25]。一方，HER2過剰発現の胆囊癌にTrastuzumabが著効したという複数の症例報告に基づき，現在第2相試験が進行中である（NCT00478140）。またAfatinibは第1相試験で肝内胆管癌に奏効したことを受け，GEM＋シスプラチンとのAfatinibとの併用療法の第1相試験も進行中である（NCT01679405）。

5．WNT/β-catenin シグナル伝達阻害薬

WNT/β-catenin pathwayは細胞浸潤や細胞遊走を制御していることが示されている。胆管癌XenograftモデルにおいてWNTシグナル伝達経路の活性化が化学療法への抵抗性および転移に関与していると報告されており，また胆道癌細胞株においてWNTシグナル伝達経路の阻害により化学療法抵抗性が減弱されうることが示されている。さらにYadavらはWNTシグナル伝達経路の遺伝的変異が胆囊癌感受性に影響を与えていることを報告している。そのため本経路は胆道癌における治療標的として期待されており，現在，複数のWNTシグナル伝達経路阻害薬が開発中である。EadsらはWNTシグナル伝達経路阻害薬が開発中である。Eadsらは胆道癌におけるDKK1（canonical Wnt/β-catenin pathway 阻害薬）の安全性を報告しており[26]，今後の発展が期待されている。

6．Hedgehog シグナル伝達阻害薬

Hedgehogシグナル伝達経路は体性幹細胞の制御にかかわっており，組織の維持や再生に関与しているとされている。このシグナル伝達経路が異常に活性化されることで体性幹細胞ががん幹細胞に変化し，種々の腫瘍を形成すると考えられており，胆道癌発生の関連性も示唆されている。

胆管癌や胆囊癌の切除検体を用いた免疫組織化学染色の検討により，シグナル伝達経路の構成蛋白の高発現は進行度や脈管侵襲と相関し，この経路の異常活性化は腫瘍の悪性度と予後に関連することが報告されている[27]。胆囊癌XenograftモデルにおけるHedgehogシグナル伝達経路の阻害により，上皮間葉転換の抑制および腫瘍の縮小が得られたと報告されており，新たな治療ターゲットとして期待されている[28]。

7．c-MET 阻害薬

c-METは肝細胞増殖因子をリガンドとする受容体型チロシンキナーゼであり，細胞の増殖や遊走，浸潤といったさまざまな細胞機能発現に重要な役割を果たす。c-METシグナルの活性化は，RAS, PI3K, STAT3, β-Cateninといった発癌に関与する経路の活性化を促し，血管新生やメタロプロテアーゼ産生を介した腫瘍細胞の浸潤および転移に関与することから，抗癌剤の有力な標的とされる。

c-METとEGFRやVEGFシグナル伝達経路とのクロストークが示されている。例えばc-MET増幅はERBB3依存性にPI3Kの活性化をきたし，EGFR阻害への抵抗性を誘導する。またVEGF pathway阻害の結果として生じる腫瘍内低酸素はc-METを亢進し，腫瘍の浸潤を促進すると言われている。そのためc-METだけでなく他の経路も同時に阻害することが，胆管癌に対する合理的な治療戦略になりえる。現在c-METを含めたマルチキナーゼ阻害薬であるMerestinibとGEM＋シスプラチン療法と併用療法のランダム化比較試験が進行中である（NCT02711553）。

8．KRAS-BRAF-MEK-ERK シグナル伝達経路

他癌腫と同様，胆道癌でもKRAS-BRAF-MEK-ERKシグナル伝達経路に高頻度に異常が認められる。この経路はRASキナーゼの活性化を起点として，

RAFおよびMEK-1, 2のリン酸化を介してERK-1, 2のリン酸化が誘導され, 核内にシグナルが伝達され, さまざまな細胞機能を制御している。胆道癌では*K-RAS*変異が9〜40%の頻度で認められ, 神経周囲浸潤や進行度および予後と関連することが報告されている[29]。BRAFはこのシグナル伝達経路の主たる構成因子で, その変異であるV600Eは胆道癌でも生じている。BRAF-V600E変異を有する非メラノーマ症例を対象としたバスケット型第2相試験において, Vemurafenibが胆道癌に対して有効性を示したことが報告されている[30]。またMEK阻害剤であるSelumetinibを用いた胆道癌29例を対象とした単アームの試験では, 奏効率12%, 病勢制御率80%, 無増悪生存期間3.7ヵ月, 全生存期間9.8ヵ月と有望な治療成績を認め, MEKも治療標的として期待されており, 現在免疫チェックポイント阻害薬MEDI4736とSelumetinibの併用の臨床試験が進行中である (NCT02586987)。

9. PI3K/Akt/mTORシグナル伝達経路

PI3K/Akt/mTORシグナル経路は, PI3K/Aktの下流に存在するFOXO, GSK3β, mTORなどのリン酸化を介して, 細胞生存・細胞周期制御・タンパク合成などを制御している。HER2, EGFR, IGF-1Rなど受容体型チロシンキナーゼやPI3K遺伝子異常, phosphatase and tensin homolog deleted on chromosome 10 (PTEN) などの要因で活性化され, 癌の発生, 進行, 治療抵抗性に密接にかかわっているとされ, 胆道癌を含む種々の癌で重要な治療標的と考えられている。

切除不能胆道癌27名に対するmTOR阻害薬であるEverolimusを用いた第2相試験において, 無増悪生存期間6.0ヵ月, 全生存期間9.5ヵ月と良好な治療成績が報告されている[31]。現在PI3K阻害薬であるCopanlisib (BAY80-6946) とGEM+CDDPとの併用療法の臨床試験が進行中である (NCT02631590)。

III. 免疫チェックポイント阻害薬

免疫チェックポイントは, 本来異物に対する免疫反応の過活性化や自己に対する免疫応答を抑制することで, 免疫応答の恒常性を維持する監視機能を果たしている。しかし癌細胞は宿主の免疫応答から逃れる機構を有していることから, 免疫チェックポイントを標的とした薬剤開発が行われてきた。近年, 免疫抑制に関わるprogrammed cell death protein 1 (PD-1), programmed cell death protein ligand 1 (PD-L1), cytotoxic T lymphocyteantigen-4 (CTLA4) を阻害する薬剤が, 優れた抗腫瘍活性を発揮することが報告され, 非常に注目を集めている。本邦でもすでにメラノーマ, 非小細胞肺癌, 腎細胞癌, 頭頸部癌, 胃癌で免疫チェックポイント阻害薬が承認されている。

胆道癌はPD-L1の発現率が比較的高いことが報告されており[32], またミスマッチ修復機構欠損を示すリンチ症候群関連腫瘍の一つとして知られていることから, 抗PD1/PD-L1抗体薬が期待されている。これまでにDNAミスマッチ修復欠損を有する固形腫瘍 (胆道癌4例を含む) に対するPembrolizumabの有効性が報告されており[33], 現在, 国内で抗PD-1抗体薬であるNivolumab (JapicCTI153098) とPembrolizumab (KEYNOTE-158) について胆道癌を含む対象で探索的試験が行われており, それらの結果が待たれる。

IV. 非薬物療法

1. 光線力学的治療 (photodynamic therapy:PDT)

光線力学的治療とは腫瘍組織および新生血管に特異的に集積性を示す光感受性物質 (ポルフィリン関連化合物) とレーザー光照射による光化学反応を利用した局所的治療法である。PDTは従来のレーザーによる光凝固や蒸散などの物理的破壊作用とは異なり, 低いエネルギーで選択的に腫瘍組織を治療可能で, 本邦では原発性悪性脳腫瘍, 早期肺癌, 表在性食道癌および化学放射線療法または放射線療法後の局所遺残再発食道癌, 表在性早期胃癌, 子宮頸癌などに保険適応されている。切除不能胆道癌に対するPDTに関する10試験, 402症例を対象としたメタ解析の報告では, PDTの安全性に加えて, 生存期間および胆管ステント開存期間の延長, QOL維持の可能性が示唆されている[34]。引き続きPDTの有効性が期待される集団の特定などの検討が期待される。

2. 胆管内ラジオ波焼灼療法 (Radiofrequency ablation:RFA)

本邦では2004年4月に肝細胞癌に対してラジオ波焼灼療法 (Radiofrequency ablation:RFA) が保険適用されている。近年, 経乳頭的あるいは経皮的に胆管内に挿入可能なプローブが開発され, 胆管腫瘍をラジオ波により焼灼する治療が海外を中心に報告されている。切除不能悪性胆道閉塞例に対する胆管内RFA+ステント留置併用と胆管ステント留置単独を比較した9試験, 505症例を対象としたメタ解析においても, 胆管内RFAによる生存期間延長の可能性が示されている (生存期間中央値285日 vs. 248日;$P<0.01$)[35]。しかし本メタ解析は胆道癌以外に膵癌やリンパ節転移例を含むこと, さらに化学療法の施行率が15%程度と低

いことなどから，その解釈には注意を要する．化学療法併用下での大規模な比較試験により，局所療法である胆管内RFAが切除不能胆道癌に対し生存期間を延長しうるのか，今後の検討が望まれる．

おわりに

胆道癌は化学療法剤に感受性が極めて低く，有効な治療法の確立が難しいと考えられてきたが，第3相試験によりGEM+CDDP療法が標準治療と位置付けられてから，さまざまな治療開発が行われてきた．しかし本邦では胆道癌に承認された薬剤は依然限られており，胆道癌の治療成績改善のためには殺細胞性抗癌剤の治療選択肢の拡大が重要と思われる．一方，最近のゲノム解析研究に基づいて胆道癌の分子生物学的特徴の理解が進むにつれ，胆道癌として一括りに行われてきた治療から，癌腫ごと，あるいは遺伝子異常やシグナル伝達経路を標的とした新たな治療戦略の構築をめざした研究も進んでおり，その成果に大きな期待が寄せられている．このような治療開発の成功のためには，治療標的の有無を評価するための大規模スクリーニング体制と治療標的を有する症例の臨床試験への参加促進といったインフラ整備が必要不可欠である．新治療開発が成功し，一日も早く胆道癌患者さんに届けられることを期待したい．

参考文献

1) Okusaka T, Nakachi K, Fukutomi A, et al.: Gemcitabine alone or in combination with cisplatin in patients with biliary tract cancer: a comparative multicentre study in Japan. Br J Cancer **103**: 469-474, 2010.
2) Valle J, Wasan H, Palmer DH, et al.: Cisplatin plus gemcitabine versus gemcitabine for biliary tract cancer. N Engl J Med **362**: 1273-1281, 2010.
3) Kanai M, Hatano E, Kobayashi S, et al.: A multi-institution phase II study of gemcitabine/cisplatin/S-1 (GCS) combination chemotherapy for patients with advanced biliary tract cancer (KHBO 1002). Cancer Chemother Pharmacol **75**: 293-300, 2015.
4) Wang-Gillam A, Li CP, Bodoky G, et al.: Nanoliposomal irinotecan with fluorouracil and folinic acid in metastatic pancreatic cancer after previous gemcitabine-based therapy (NAPOLI-1): a global, randomised, open-label, phase 3 trial. Lancet **387**: 545-557, 2016.
5) Rachna T, Shroff MJB, Lianchun Xiao, et al.: A phase II trial of gemcitabine (G), cisplatin (C), and nab-paclitaxel (N) in advanced biliary tract cancers (aBTCs). J Clin Oncol **35**: 4018, 2017.
6) Ettrich TJ, Perkhofer L, Berger AW, et al.: NIFE-trial: Liposomal irinotecan (nal-IRI) plus 5-fluorouracil (5-FU) and leucovorin (LV) or gemcitabine plus cisplatin in advanced biliary-tract cancer: An open label, randomized, multicenter phase II trial of the AIO. Ann Oncol **28**: mdx369. 152, 2017.
7) Valle JW, Lamarca A, Goyal L, et al.: New Horizons for Precision Medicine in Biliary Tract Cancers. Cancer Discov **7**: 943-962, 2017.
8) Rohle D, Popovici-Muller J, Palaskas N, et al.: An inhibitor of mutant IDH1 delays growth and promotes differentiation of glioma cells. Science **340**: 626-630, 2013.
9) Wang F, Travins J, DeLaBarre B, et al.: Targeted inhibition of mutant IDH2 in leukemia cells induces cellular differentiation. Science **340**: 622-626, 2013.
10) Saha SK, Gordan JD, Kleinstiver BP, et al.: Isocitrate Dehydrogenase Mutations Confer Dasatinib Hypersensitivity and SRC Dependence in Intrahepatic Cholangiocarcinoma. Cancer Discov **6**: 727-739, 2016.
11) Turner N, Grose R: Fibroblast growth factor signalling: from development to cancer. Nat Rev Cancer **10**: 116-129, 2010.
12) Javle M, Lowery M, Shroff RT, et al.: Phase II Study of BGJ398 in Patients With FGFR-Altered Advanced Cholangiocarcinoma. J Clin Oncol **36**: 276-282, 2018.
13) Yoshikawa D, Ojima H, Iwasaki M, et al.: Clinicopathological and prognostic significance of EGFR, VEGF, and HER2 expression in cholangiocarcinoma. Br J Cancer **98**: 418-425, 2008.
14) Mobius C, Demuth C, Aigner T, et al.: Evaluation of VEGF A expression and microvascular density as prognostic factors in extrahepatic cholangiocarcinoma. Eur J Surg Oncol **33**: 1025-1029, 2007.
15) Valle JW, Wasan H, Lopes A, et al.: Cediranib or placebo in combination with cisplatin and gemcitabine chemotherapy for patients with advanced biliary tract cancer (ABC-03): a randomised phase 2 trial. Lancet Oncol **16**: 967-978, 2015.
16) El-Khoueiry AB, Rankin C, Siegel AB, et al.: S0941: a phase 2 SWOG study of sorafenib and erlotinib in patients with advanced gallbladder carcinoma or cholangiocarcinoma. Br J Cancer **110**: 882-887, 2014.
17) Lee JK, Capanu M, O'Reilly EM, et al.: A phase II study of gemcitabine and cisplatin plus sorafenib in patients with advanced biliary adenocarcinomas. Br J Cancer **109**: 915-919, 2013.
18) Santoro A, Gebbia V, Pressiani T, et al.: A randomized, multicenter, phase II study of vandetanib monotherapy versus vandetanib in combination with gemcitabine versus gemcitabine plus placebo in subjects with advanced biliary tract cancer: the Van-Gogh study. Ann Oncol **26**: 542-547, 2015.

19) Malka D, Cervera P, Foulon S, et al.: Gemcitabine and oxaliplatin with or without cetuximab in advanced biliary-tract cancer (BINGO): a randomised, open-label, non-comparative phase 2 trial. Lancet Oncol 15: 819-828, 2014.
20) Hezel AF, Noel MS, Allen JN, et al.: Phase II study of gemcitabine, oxaliplatin in combination with panitumumab in KRAS wild-type unresectable or metastatic biliary tract and gallbladder cancer. Br J Cancer 111: 430-436, 2014.
21) Jensen LH, Lindebjerg J, Ploen J, et al.: Phase II marker-driven trial of panitumumab and chemotherapy in KRAS wild-type biliary tract cancer. Ann Oncol 23: 2341-2346, 2012.
22) Sohal DP, Mykulowycz K, Uehara T, et al.: A phase II trial of gemcitabine, irinotecan and panitumumab in advanced cholangiocarcinoma. Ann Oncol 24: 3061-3065, 2013.
23) Leone F, Marino D, Cereda S, et al.: Panitumumab in combination with gemcitabine and oxaliplatin does not prolong survival in wild-type KRAS advanced biliary tract cancer: A randomized phase 2 trial (Vecti-BIL study). Cancer 122: 574-581, 2016.
24) Lee J, Park SH, Chang HM, et al.: Gemcitabine and oxaliplatin with or without erlotinib in advanced biliary-tract cancer: a multicentre, open-label, randomised, phase 3 study. Lancet Oncol 13: 181-188, 2012.
25) Ramanathan RK, Belani CP, Singh DA, et al.: A phase II study of lapatinib in patients with advanced biliary tree and hepatocellular cancer. Cancer Chemother Pharmacol 64: 777-783, 2009.
26) Eads JR, Goyal L, Stein S, et al.: Phase I study of DKN-01, an anti-DKK1 antibody, in combination with gemcitabine and cisplatin in patients with advanced biliary cancer. J Clin Oncol 34 (suppl): e15603, 2016.
27) Li J, Wu T, Lu J, et al.: Immunohistochemical evidence of the prognostic value of hedgehog pathway components in primary gallbladder carcinoma. Surg Today 42: 770-775, 2012.
28) Matsushita S, Onishi H, Nakano K, et al.: Hedgehog signaling pathway is a potential therapeutic target for gallbladder cancer. Cancer Sci 105: 272-280, 2014.
29) Ross JS, Wang K, Gay L, et al.: New routes to targeted therapy of intrahepatic cholangiocarcinomas revealed by next-generation sequencing. Oncologist 19: 235-242, 2014.
30) Hyman DM, Puzanov I, Subbiah V, et al.: Vemurafenib in Multiple Nonmelanoma Cancers with BRAF V600 Mutations. N Engl J Med 373: 726-736, 2015.
31) Yeung YH, Price TJ, Scott AM, et al.: Phase 2 study of everolimus monotherapy as first-line treatment in advanced biliary tract cancer: RADichol. J Clin Oncol 32 (suppl): 4101, 2014.
32) Ye Y, Zhou L, Xie X, et al.: Interaction of B7-H1 on intrahepatic cholangiocarcinoma cells with PD-1 on tumor-infiltrating T cells as a mechanism of immune evasion. J Surg Oncol 100: 500-504, 2009.
33) Le DT, Uram JN, Wang H, et al.: PD-1 Blockade in Tumors with Mismatch-Repair Deficiency. N Engl J Med 372: 2509-2520, 2015.
34) Moole H, Tathireddy H, Dharmapuri S, et al.: Success of photodynamic therapy in palliating patients with nonresectable cholangiocarcinoma: A systematic review and meta-analysis. World J Gastroenterol 23: 1278-1288, 2017.
35) Sofi AA, Khan MA, Das A, et al.: Radiofrequency ablation combined with biliary stent placement versus stent placement alone for malignant biliary strictures: a systematic review and meta-analysis. Gastrointest Endosc 87: 944-951, 2018.

*　　*　　*

特集

胆道癌の薬物療法:Up-to-Date

切除不能胆道癌に対する二次治療
—現状と今後の期待—

岡野　尚弘[1]・黒澤　貴志[1]・西岡真理子[1]・前園　知宏[1]
河合　桐男[1]・小林　敬明[1]・長島　文夫[1]・古瀬　純司[1]

要約:切除不能胆道癌に対する一次治療はゲムシタビン+シスプラチン療法が標準治療として確立されたが,二次治療の標準治療は確立されていない。本邦ではS-1が保険承認されていることから,実地診療では広く使用されている。しかし,S-1の二つの単アーム第Ⅱ相試験は異なる有効性を示していることやABC-02試験,BT22試験の二次治療実施割合が大きく異なるにもかかわらず,生存期間は同等であったことから,S-1の有効性には確固たるエビデンスはない。これまでに報告されている前向き試験の多くが単アームの第Ⅱ相試験であり,無増悪生存期間は2〜3ヵ月程度と十分な有効性を示しているとはいいがたい。最近になって,治療標的となり得る遺伝子異常をもつ胆道癌症例が一定の割合で存在することがわかってきており,遺伝子異常を標的とした治療(precision medicine)の前向き試験の結果が報告されはじめている。いずれも期待される有効性を示しており,新規薬剤の登場が期待されている。

Key words:胆道癌,S-1,分子標的薬,precision medicine

はじめに

切除不能胆道癌に対する一次治療はゲムシタビン(GEM)単剤とゲムシタビン+シスプラチン(GC)療法を比較した,イギリスで行われたランダム化第Ⅲ相試験(ABC-02),本邦で行われたランダム化第Ⅱ相試験(BT22)の結果からGC療法が標準治療となった[1,2]。二次治療においては最近までランダム化比較試験さえ行われておらず,エビデンスに基づいた標準治療はない状況である[3]。本邦ではS-1が保険承認されていることから,実地診療ではみなし標準として広く使われている。

表1　ABC-02とBT-22の生存期間と二次治療[1,2]

	ABC-02		BT-22	
	GEM (n=204)	GC (n=206)	GEM (n=42)	GC (n=41)
Median OS	8.3 mo	11.7 mo	7.7 mo	11.2 mo
Second line	17.5%	17.6%	78.6%	73.1%
Treatment of second line	Platinum, 5-FU		S-1, GEM	

OS:overall survival, GEM:gemcitabine, GC:gemcitabin+cisplatin, mo:months

本邦でS-1単剤を用いた二つの単アーム第Ⅱ相試験が行われたが,奏効割合(response rate:RR),無増悪生存期間(progression free survival:PFS)と全生存期間(overall survival:OS)の有効性が二つの試験で異なった結果となっている[4,5]。また,ABC-02試験,BT22試験の二次治療実施割合は両群ともそれぞれ,約18%,約75%であったにもかかわらず,両試験,両群でOSは同等であった[1,2](表1)。以上のことから,実地診療で使われているS-1の有効性には確固たるエビデンスはなく,新規薬剤の登場が強く望まれている。

表2 細胞傷害性抗がん剤の前向き試験

Regimen	n	Response rate (%)	Median TTP/PFS (months)	Median OS (months)	Author (year)	文献
S-1	22	22.7	5.4	13.5	Sasaki (2012)	4
S-1	40	7.5	2.5	7.3	Suzuki (2013)	5
Gemcitabine	32	6.9	1.6	4.1	Oh (2011)	6
Gemcitabine/cisplatin#	20	0	3.6	5.9	Sasaki (2011)	7
iFAM#	50	4.2	2.2	5.6	Lim (2012)	8
FOLFIRI*	21	0	3.5	6.2	Moretto (2013)	9
FOLFOX-4	37	21.6	3.1	—	He (2014)	10
mFOLFOX3	30	7.1	1.6	4.4	Hwang (2015)	11
FGS	41	9.8	2.6	7.7	Kobayashi (2017)	12
Capecitabine	28	0	2.1	9.5	Cereda (2016)	13
Capecitabine+MMC	29	3	2.3	8.1		
Irinotecan	30	6.7	2.4	7.3	Zheng (2018)	14
XELIRI	30	13.3	3.7	10.1		

#：三次治療を含む，*：膵癌を含む
TTP：time to progression, PFS：progression free survival, OS：overall survival, iFAM：infusional 5-FU+doxorubicin+mitomycin C, FGS：fixed-dose gemcitabine+S-1, MMC：mitomycin C, XELIRI：capecitabine+irinotecan

I．細胞傷害性抗がん剤

これまでに切除不能胆道癌に対して殺細胞性抗がん剤を使用した第Ⅱ相試験は数多く行われているが，多くは単アームの試験である（表2）。古くは，二次治療としてGEMベースの治療を用いた単アームの試験が行われている。5-FU耐性の後にGEM単剤を使用した試験[6]や，GEM+S-1（GS）療法耐性後のGC療法の有効性・忍容性を評価した試験である[7]。その後はGEMベースの治療に耐性後のフッ化ピリミジン系薬剤を中心とした開発が行われているが，単剤治療，併用療法ともにPFSは2～3ヵ月程度と十分な効果は得られていない[4,5,8～12]。前述のように本邦ではS-1が広く使われており，二つの単アーム第Ⅱ相試験が行われた。Sasakiら[4]はRR 22.7%，median PFS 5.4ヵ月，median OS 13.5ヵ月と他の試験と比較して，良好な成績を報告したが，その後にSuzukiら[5]はRR 7.5%，PFS 2.5ヵ月，OS 6.8ヵ月と他の試験と同様に十分な有効性とはいえない成績を報告した。Sasakiらの試験は一般的に予後良好因子として知られている再発例が64%と多く登録されており，患者背景の違いが二つの試験の有効性の差ではないかと考察されている[3]。

最近になってようやくランダム化比較試験の結果が二つ報告された。一つ目はイタリアの11施設で行われたカペシタビン単剤とカペシタビン+マイトマイシンC併用を比較した試験であり，主要評価項目は6ヵ月PFS割合，閾値15%，期待値35%と設定された。カペシタビン単剤群，カペシタビン+マイトマイシンC併用群の6ヵ月PFS割合はそれぞれ8%，10%であり，主要評価項目は両群ともに達成されなかった[13]。二つ目は中国の単施設で行われたイリノテカン単剤（CPT-11）とカペシタビン+イリノテカン併用療法（XELIRI）を比較した試験である。主要評価項目はPFSであり，CPT-11群，XELIRI群それぞれのPFSは2.4ヵ月，3.7ヵ月（$P=0.036$）とXELIRI群で有意に良好であった[14]。しかし，reference armがフッ化ピリミジン系薬剤ではなく，CPT-11であるということや単施設で行われた試験だということに注意して結果をみなければならない。

現在，イギリスでbest supportive careとFOLFOXを比較するランダム化比較第Ⅲ試験（ABC-06）が行われており，結果が期待されている。

Ⅱ．分子標的薬単剤

これまでにさまざまな分子標的薬単剤の単アーム第Ⅱ相試験が行われているが，第Ⅲ試験に進んだ薬剤はない。2018年6月に開催された米国臨床腫瘍学会で新たに，regorafenibとramucirumabの単アーム第Ⅱ相試験の結果が発表されたが，他の薬剤と同等の成績であった。分子標的単剤の成績は0～12%，PFSは1.7～5.8ヵ月，OSは4.4～9.8ヵ月と細胞傷害性抗がん剤と同等の有効性となっている[15～23]（表3）。本邦では，腎癌で有効性が認められ，保険承認されている血管新生阻害薬のaxitinib単剤療法の単アーム第Ⅱ相試験が先進医療B制度化で進んでいる。

表 3　分子標的薬単剤の主な前向き試験

Regimen	n	Response rate (%)	Median TTP/PFS (months)	Median OS (months)	Author (year)	文献
Sorafenib*	46	4	2.3	4.4	Bengala (2010)	15
Selumetinib*	28	12	3.7	9.8	Bekaii-Saab (2011)	16
Sunitinib	56	8.9	1.7	4.8	Yi (2012)	17
Bortezomib*	20	0	5.8	9.0	Denlinger (2014)	18
Everolimus	39	2.6	3.2	7.7	Buzzoni (2014)	19
Cabozantinib#	19	0	1.8	5.2	Goyal (2017)	20
Trametinib#	20	5	2.7	—	Ikeda (2018)	21
Ramucirumab#	42	0	2.7	6.3	Mizrahi (2018)	22
Regorafenib#	39	9.4	3.7	5.5	Kim (2018)	23

*：一次治療を含む，#：三次治療を含む
TTP：time to progression，PFS：progression free survival，OS：overall survival

表 4　分子標的薬を含む併用療法の前向き試験

Regimen	n	Response rate (%)	Median PFS (months)	Median OS (months)	Author (year)	文献
Docetaxel + SPI-1620	30	10.3	2.6	4.9	Kim (2017)	24
Pazopanib + trametinib#	25	5	3.6	6.4	Shroff (2017)	25
Ramucirumab + pembrolizumab#	26	4	1.6	6.4	Arkenau (2018)	27

#：三次治療以降を含む
PFS：progression free survival，OS：overall survival

III．分子標的薬との併用療法

最近では，細胞傷害性抗がん剤と分子標的薬，分子標的薬同士，免疫チェックポイント阻害薬と分子標的薬（とくに血管新生阻害薬）の併用療法の開発が進んでおり，結果が報告されている（表4）。

SPI-1620はエンドセリン（ET）$_B$受容体作動薬である。ET受容体はET$_A$とET$_B$の2種類が存在し，ET$_B$は血管内皮細胞におけるNOの放出を介した血管拡張作用に関与しているとされている。SPI-1620は腫瘍血管の血流を増加させ，腫瘍への抗がん剤の到達を増加させると考えられている。ドセタキセルとの併用の第I相試験で胆道癌に対して有望であったため，単アーム第II相試験が行われた。主要評価項目はPFSで閾値3ヵ月，期待値5ヵ月と設定されたが，median PFSは2.56ヵ月であり，主要評価項目は達成されなかった[24]。

血管内皮細胞成長因子受容体（vascular endothelial growth factor receptor：VEGFR）や血小板由来成長因子受容体（platelet-derived growth factor：PDGFR）を阻害するマルチキナーゼ阻害薬であるpazopanibとMEK阻害薬であるtrametinibの併用療法の単アーム第II相試験が肝内および肝外胆管癌を対象に行われた。主要評価項目は4ヵ月PFS割合で，下限25％を見積もったが，結果は4ヵ月PFS割合40％（95％信頼区間：24.7％-64.6％，$P=0.063$）と主要評価項目は達成されなかった[25]。

血管新生阻害薬は腫瘍内にT細胞の輸送を増加させると同時に，免疫抑制性サイトカインと制御性T細胞を減少させ，免疫チェックポイント阻害薬の作用を増強する可能性が報告されている[26]。切除不能胆道癌を対象として，VEGFR-2阻害薬であるramucirumabと免疫チェックポイント阻害薬であるpembrolizumabの併用療法の第I相試験が行われた。忍容性は良好であったが，RR 4％，PFS 1.6ヵ月，OS 6.4ヵ月とこれまでの臨床試験と同等の有効性であり，期待された効果は得られなかったといえる[27]。

IV．Precision medicine

これまで述べてきた臨床試験のいずれもPFSは2〜3ヵ月程度と，有望な治療薬はでてきていない。いずれの試験も遺伝子変異などのバイオマーカーで絞って症例集積を行っているわけではなく，all-comersを対象とした臨床試験では期待される有効性を示すことは難しいのであろう。切除不能胆道癌の二次治療の薬剤開発を行っていくには，ゲノム異常に基づいた治療開発が必須であるといえる。

胆道癌は罹患数の少ないがんであるが，治療標的となり得る遺伝子異常が一定の割合で存在していること

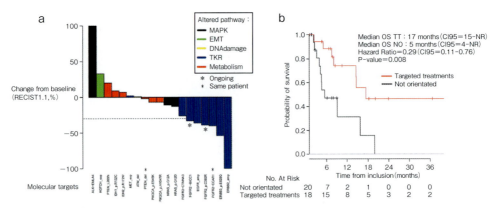

図1 MOSCATO-01試験における胆道癌コホートの治療成績（文献29から引用）
a： Waterfall plot precision medicineを受けた症例の奏効割合は33％であった。
b： 全生存期間 precision medicineを受けた群の生存期間中央値は17ヵ月，通常の治療を受けた群の生存期間中央値は5ヵ月と有意差を認めた。

が判明している。そして，これまで肝内胆管癌，肝外胆管癌，胆嚢癌，乳頭部癌を一括りにして胆道癌として治療開発が行われてきたが，原発部位による遺伝子異常の違いがあることもわかってきた。肝内胆管癌はFGFRやIDHの異常，肝外胆管癌や胆嚢癌ではHER2やPI3KCAの異常が多いことが報告されている[28]。

さまざまながん種を対象に前向きにprecision medicineの治療効果を評価したMOSCATO-01試験が行われ，胆道癌43例のうち，薬剤の標的となる遺伝子異常（druggable molecular aberrations）がみつかった症例は23例であった。その内18例がprecision medicineを受けることができており，RR 33％（図1a），PFS 5.2ヵ月と良好な治療成績が報告された。さらに，precision medicineを受けることができた症例と受けることができなかった症例のOSはそれぞれ，17ヵ月，5ヵ月とprecision medicine群で有意に良好であった（Hazard ratio：0.29，$P=0.008$）（図1b）[29]。

詳細は他稿に譲るが，FGFR，IDH1，HER2，そしてMSI-H（Microsatellite Instability-High）・dMMR（deficient mismatch repair）を対象とした臨床試験の結果が報告されてきている。FGFRの遺伝子異常を有する胆道癌患者に対してFGFR阻害薬（BGJ398）の第Ⅱ相試験が行われ，とくにFGFR2遺伝子異常を有する症例に有望な抗腫瘍効果が得られたことが報告されている[30]。本邦では同じFGFR阻害薬であるTAS-120の第Ⅱ相試験が進行中である。また，IDH1遺伝子異常を有する固形がんに対するIDH1阻害薬（AG-120）の第Ⅰ相試験の胆管癌コホートの結果で，腫瘍の増殖抑制効果を示したことが発表された[31]。Basket trialであるMyPathway試験ではHER2陽性胆道癌11例に対してtrastuzumab＋pertuzumab併用療法が施行され，4例に奏効が得られたと発表された[32]。免疫チェックポイント阻害薬の領域では，FDAでMSI-HまたはdMMRで前治療の後増悪した固形がんを対象として，はじめてがん腫を問わずにpembrolizumabが承認され，その根拠となった臨床試験には胆道癌患者も含まれている[33]。

おわりに

これまで切除不能胆道癌の二次治療に対してさまざまな薬剤の開発が行われてきたが，第Ⅲ相試験の報告さえなく，確固たるエビデンスのある二次治療はない。しかし，胆道癌には治療標的となり得る遺伝子異常を認める症例が少なからず存在することがわかってきており，遺伝子異常を標的としたprecision medicineの前向き試験の結果はこれまでにない治療成績が示されている。現在，遺伝子異常を標的とした複数の臨床試験が進行中であり，結果が期待されている。

参考文献

1) Valle J, Wasan H, Palmer DH, et al.：Cisplatin plus gemcitabine versus gemcitabine for biliary tract cancer. N Engl J Med **362**：1273-1281, 2010.
2) Okusaka T, Nakachi K, Fukutomi A, et al.：Gemcitabine alone or in combination with cisplatin in patients with biliary tract cancer：a comparative multicentre study in Japan. Br J Cancer **103**：469-474, 2010.
3) Lamarca A, Hubner RA, David Ryder W, et al.：Second-line chemotherapy in advanced biliary cancer：a systematic review. Ann Oncol **25**：2328-2338, 2014.
4) Sasaki T, Isayama H, Nakai Y, et al.：A pilot study of salvage irinotecan monotherapy for advanced biliary tract cancer. Invest New Drugs **30**：708-713, 2012.

5) Suzuki E, Ikeda M, Okusaka T, et al. : A multicenter phase II study of S-1 for gemcitabine-refractory biliary tract cancer. Cancer Chemother Pharmacol 71 : 1141-1146, 2013.
6) Oh SY, Jeong CY, Hong SC, et al. : Phase II study of second line gemcitabine single chemotherapy for biliary tract cancer patients with 5-fluorouracil refractoriness. Invest New Drugs 29 : 1066-1072, 2011.
7) Sasaki T, Isayama H, Nakai Y, et al. : Feasibility study of gemcitabine and cisplatin combination chemotherapy for patients with refractory biliary tract cancer. Invest New Drugs 29 : 1488-1493, 2011.
8) Lim KH, Han SW, Oh DY, et al. : Outcome of infusional 5-fluorouracil, doxorubicin, and mitomycin-C (iFAM) chemotherapy and analysis of prognostic factors in patients with refractory advanced biliary tract cancer. Oncology 83 : 57-66, 2012.
9) Moretto R, Raimondo L, De Stefano A, et al. : FOLFIRI in patients with locally advanced or metastatic pancreatic or biliary tract carcinoma : a monoinstitutional experience. Anticancer Drugs 24 : 980-985, 2013.
10) He S, Shen J, Sun X, et al. : A phase II FOLFOX-4 regimen as second-line treatment in advanced biliary tract cancer refractory to gemcitabine/cisplatin. J Chemother 26 : 243-247, 2014.
11) Hwang IG, Jang JS, Oh SY, et al. : Phase II study of mFOLFOX3 (5-fluorouracil, leucovorin, oxaliplatin) as second-line treatment after gemcitabine failure in patients with unresectable/metastatic biliary tract cancer. Cancer Chemother Pharmacol 75 : 757-762, 2015.
12) Kobayashi S, Ueno M, Sugimori K, et al. : Phase II study of fixed dose-rate gemcitabine plus S-1 as a second-line treatment for advanced biliary tract cancer. Cancer Chemother Pharmacol 80 : 1189-1196, 2017.
13) Cereda S, Milella M, Cordio S, et al. : Capecitabine with/without mitomycin C : results of a randomized phase II trial of second-line therapy in advanced biliary tract adenocarcinoma. Cancer Chemother Pharmacol 77 : 109-114, 2016.
14) Zheng Y, Tu X, Zhao P, et al. : A randomised phase II study of second-line XELIRI regimen versus irinotecan monotherapy in advanced biliary tract cancer patients progressed on gemcitabine and cisplatin. Br J Cancer 119 : 291-295, 2018.
15) Bengala C, Bertolini F, Malavasi N, et al. : Sorafenib in patients with advanced biliary tract carcinoma : a phase II trial. Br J Cancer 102 : 68-72, 2010.
16) Bekaii-Saab T, Phelps MA, Li X, et al. : Multi-institutional phase II study of selumetinib in patients with metastatic biliary cancers. J Clin Oncol 29 : 2357-2363, 2011.
17) Yi JH, Thongprasert S, Lee J, et al. : A phase II study of sunitinib as a second-line treatment in advanced biliary tract carcinoma : a multicentre, multinational study. Eur J Cancer 48 : 196-201, 2012.
18) Denlinger CS, Meropol NJ, Li T, et al. : A phase II trial of the proteasome inhibitor bortezomib in patients with advanced biliary tract cancers. Clin Colorectal Cancer 13 : 81-86, 2014.
19) Buzzoni R, Pusceddu S, Bajetta E, et al. : Activity and safety of RAD001 (everolimus) in patients affected by biliary tract cancer progressing after prior chemotherapy : a phase II ITMO study. Ann Oncol 25 : 1597-1603, 2014.
20) Goyal L, Zheng H, Yurgelun MB, et al. : A phase 2 and biomarker study of cabozantinib in patients with advanced cholangiocarcinoma. Cancer 123 : 1979-1988, 2017.
21) Ikeda M, Ioka T, Fukutomi A, et al. : Efficacy and safety of trametinib in Japanese patients with advanced biliary tract cancers refractory to gemcitabine. Cancer Sci 109 : 215-224, 2018.
22) Mizrahi J, Javle MM, Xiao L, et al. : A phase II study of ramucirumab for advanced, pre-treated biliary cancers. J Clin Oncol 36 (15 suppl) : 4081, 2018.
23) Kim RD, Poklepovic AS, Nixon AB, et al. : Multi institutional phase II trial of single agent regorafenib in refractory advanced biliary cancers. J Clin Oncol 36 (15 suppl) : 4082, 2018.
24) Kim R, Chiorean EG, Amin M, et al. : Phase 2 study of combination SPI-1620 with docetaxel as second-line advanced biliary tract cancer treatment. Br J Cancer 117 : 189-194, 2017.
25) Shroff RT, Yarchoan M, O'Connor A, et al. : The oral VEGF receptor tyrosine kinase inhibitor pazopanib in combination with the MEK inhibitor trametinib in advanced cholangiocarcinoma. Br J Cancer 116 : 1402-1407, 2017.
26) Hegde PS, Wallin JJ, Mancao C : Predictive markers of anti-VEGF and emerging role of angiogenesis inhibitors as immunotherapeutics. Semin Cancer Biol 52 : 117-124, 2018.
27) Arkenau HT, Martin-Liberal J, Calvo E, et al. : Ramucirumab Plus Pembrolizumab in Patients with Previously Treated Advanced or Metastatic Biliary Tract Cancer : Nonrandomized, Open-Label, Phase I Trial (JVDF). Oncologist, 2018.
28) Valle JW, Lamarca A, Goyal L, et al. : New Horizons for Precision Medicine in Biliary Tract Cancers. Cancer Discov 7 : 943-962, 2017.
29) Verlingue L, Malka D, Allorant A, et al. : Precision medicine for patients with advanced biliary tract cancers : An effective strategy within the prospective MOSCATO-01 trial. Eur J Cancer 87 : 122-130, 2017.

30) Javle M, Lowery M, Shroff RT, et al.: Phase II Study of BGJ398 in Patients With FGFR-Altered Advanced Cholangiocarcinoma. J Clin Oncol **36**: 276-282, 2018.
31) Lowery MA, Abou-Alfa GK, Burris HA, et al.: Phase I study of AG-120, an IDH1 mutant enzyme inhibitor: Results from the cholangiocarcinoma dose escalation and expansion cohorts. J Clin Oncol **35** (15 suppl): 4015, 2017.
32) Javle MM, Hainsworth JD, Swanton C, et al.: Pertuzumab+trastuzumab for HER2-positive metastatic biliary cancer: Preliminary data from MyPathway. J Clin Oncol **35** (4 suppl): 402, 2017.
33) Le DT, Durham JN, Smith KN, et al.: Mismatch repair deficiency predicts response of solid tumors to PD-1 blockade. Science **357**: 409-413, 2017.

* * *

特集

胆道癌の薬物療法：Up-to-Date

胆道癌の術後補助化学療法：最近の動向

仲地　耕平[1]・小西　大[2]・池田　公史[3]

要約：胆道癌に対する術後補助療法の比較試験はTakadaらによって，我が国からはじめて報告された。その後，いくつかの比較試験が行われているが，標準治療の確立には至っていない。欧州ではESPAC-3試験において，切除単独，ゲムシタビン，5-FUによる比較試験が，国内ではBCAT試験において，切除単独とゲムシタビンによる比較試験が，またフランスでは切除単独とゲムシタビン＋オキサリプラチン療法による比較試験が行われているが，いずれの試験においても補助療法の有用性は示されなかった。また，英国を中心に行われたBILCAP試験において，切除単独とカペシタビンとの比較試験が行われたが，ITT解析では統計学的な有意差は認められなかった。国内ではJCOG1202試験が施行され，切除単独とS-1による比較試験が行われ登録が終了している。またドイツ中心に切除単独とゲムシタビン＋シスプラチン療法の比較試験が行われており，今後はこれらの試験結果が待たれるところである。

Key words：胆道癌，補助化学療法，比較試験，biliary tract neoplasms

Adjuvant Chemotherapy for Biliary Tract Cancer
Kohei Nakachi et al
1) 札幌医科大学消化器内科（〒060-8543 札幌市中央区南1条西16-291）
2) 国立がん研究センター東病院肝胆膵外科
3) 同　肝胆膵内科

はじめに

　胆道癌に対して，外科切除が根治を期待できる唯一の治療法であるが，再発率は高く，切除後の5年生存割合は肝内胆管癌41.5％，胆囊癌41.6％，肝外胆管癌33.1％，乳頭部癌52.8％と報告されており[1,2]，十分な治療成績とはいえず，さらなる治療開発が必要である。多くの消化器癌と同様に，胆道癌においても術後補助療法の試みがなされているが，いまだ標準治療は確立していない。補助化学療法に関する比較試験は，Takadaら[3]により2002年にはじめて報告された。1986年から1992年までに，国内多施設共同で登録が行われ，膵癌と胆道癌切除例を対象に，術後経過観察とマイトマイシンC＋5-FU（MF）療法との比較試験が行われた。疾患別の解析で，胆囊癌においてMF療法群で生存期間の有意な改善が報告されているが，この対象には非治癒切除例や遠隔転移例が多く含まれており，根治切除例に限ると，有意差を認めておらず，標準治療の確立には至っていない。その後，しばらくは比較試験の報告はなかったが，ゲムシタビン（GEM）＋シスプラチン（CDDP）療法が進行胆道癌に対する標準治療として確立後，補助化学療法の臨床試験も計画実施され，比較試験の結果も報告されるようになってきている。本稿では，近年報告されている比較試験の報告について解説するとともに，胆道癌補助療法の開発における問題点について考察する。

I．切除単独 vs. 5-FU＋Folinic acid(FA) vs. ゲムシタビン（ESPAC-3）

　傍乳頭部領域癌を対象に，切除単独，5-FU＋Folinic acid（FA）療法，GEM療法との比較試験が行われた[4]。本試験は欧州を中心に，カナダ，オーストラリア，日本を含む100施設において，2000年から2008年の9年間を要して登録が行われた。5-FU＋FA療法はFA（20 mg/m^2），5-FU（425 mg/m^2）の5日間投与を4週おきに6サイクル（24週間）まで，またGEM療法は1,000 mg/m^{2}を週1回，3週投与1週休薬を1サ

イクルとして，6サイクル（24週間）までの投与スケジュールであった．乳頭部癌297例，胆管癌96例，その他35例が登録され，切除単独群144例，5-FU+FA療法群143例，GEM療法群141例に割り付けられた．主要評価項目は全生存期間で切除単独群と化学療法群（両治療群あわせて）との比較が行われた．生存期間中央値は切除単独群で35.2ヵ月に対し，化学療法群で43.1ヵ月，ハザード比（HR）=0.86（95%信頼区間（CI）：0.66-1.11），$P=0.25$であり有意差を認めなかった．治療完遂割合は5-FU+FA群で49%，GEM群で50%であった．

II．切除単独 vs. ゲムシタビン＋オキサリプラチン（PRODIGE 12-ACCORD 18）

乳頭部癌を除く胆道癌切除例を対象に，切除単独とGEM+オキサリプラチン（GEMOX）療法との比較試験の結果が，2017年の米国消化器癌シンポジウムにおいて，フランスの多施設共同研究として報告された[5]．GEMOX療法はGEM（1,000 mg/m^2），オキサリプラチン（85 mg/m^2）を2週おきに12サイクル投与するスケジュールであった．肝内胆管癌86例，肝外胆管癌70例，胆嚢癌38例が登録され，切除単独群に99例，GEMOX群に95例が割り付けられた．主要評価項目である無再発生存期間の中央値は，切除単独群18.5ヵ月，GEMOX群30.4ヵ月（HR=0.88, 95%CI：0.62-1.25, $P=0.47$）であり，有意差を認めなかった．副次評価項目である生存期間の中央値は，切除単独群50.8ヵ月，GEMOX群75.8ヵ月（HR=1.08, 95%CI：0.70-1.66, $P=0.74$）であり有意差を認めなかった．GEMOX療法の12サイクルの完遂割合は33%であった．

III．切除単独 vs. ゲムシタビン（BCAT）

肝外胆管癌に限定して，切除単独とGEM療法との比較試験が国内で行われた[6]．GEMは1,000 mg/m^{2}を週1回，3週投与1週休薬のサイクルで合計18回まで投与するスケジュールであった．切除単独群に108人，GEM群に117人が登録された．生存期間の中央値は切除単独群63.8ヵ月，GEM群62.3ヵ月（HR=1.01, 95%CI：0.70-1.45, $P=0.964$）であり，有意差を認めなかった．無再発生存期間の中央値は，切除単独群39.9ヵ月，GEM群36.0ヵ月（HR=0.93, 95%CI：0.66-1.32, $P=0.693$）であり，有意差を認めなかった．本試験は国内48施設が参加して，2007年9月から2011年1月までの3年4ヵ月間に登録が行われたが，予定登録数の300人に到達できず228人で登録が終了した．また，GEM療法群の治療完遂割合は52.1%であった．

IV．切除単独 vs. カペシタビン（BILCAP）

2017年6月に行われた米国臨床腫瘍学会において，乳頭部癌を除く胆道癌切除例を対象に，切除単独とカペシタビン療法との比較試験の結果が，英国の多施設共同研究として報告された[7]．カペシタビンは1,250 mg/m^{2}を1日2回2週間内服，1週間休薬を1サイクル（3週間）とし，8サイクル（24週間）まで継続するスケジュールであった．2006年から2014年までに447例が登録され，切除単独群に224例，カペシタビン群に223例が割り付けられた．患者背景は，肝内胆管癌18/19%（切除単独群/カペシタビン群，以下同），肝門部胆管癌28/29%，胆嚢癌18/17%，遠位胆管癌36/34%であった．予定の8サイクルまでカペシタビンの投与が完了できた患者は55%であった．主要評価項目は全生存期間であり，全登録患者を対象とした，Intent to treat（ITT）解析での生存期間中央値は経過観察群36.4ヵ月，カペシタビン群51.1ヵ月（HR=0.81, 95% CI：0.63-1.04, $P=0.097$）であり，有意差は認められなかった．しかし，予後因子で調整した感度分析では，HR=0.70, 95% CI：0.55-0.91, $P=0.007$であり有意差を認めた．また，登録時不適格患者やカペシタビン未投与患者を除いたPer-protocol（PP）解析では，生存期間中央値は手術単独群36.1ヵ月，カペシタビン群52.7ヵ月（HR=0.75, 95% CI：0.58-0.97, $P=0.028$）であり有意差を認めた．報告者らの結論では，カペシタビンは胆道癌患者における標準治療とすべきであると述べられた．

本試験はITT解析の結果に基づくと，統計学的にはnegative studyであるが，PP解析で有意であったこと，生存期間中央値が15ヵ月改善したこと，などを考慮して，臨床的にはpositive study（カペシタビンが標準治療）であるとの主張がなされたものと考えられる．米国のNCCN guidelines 2018 versionには，本試験結果について記載されており，補助化学療法の選択肢のひとつとして，フッ化ピリミジン製剤が記載されている．日本では，カペシタビンは胆道癌に保険承認されておらず，まだ一般的には受け入れられていない．

V．現在進行中の臨床試験

国内では，日本臨床腫瘍研究グループ（JCOG）において，切除単独とS-1との第III相試験が施行されて

いる（JCOG1202/ASCOT）[8]。対象は肝内胆管癌，肝外胆管癌，胆囊癌，乳頭部癌のすべての胆道癌根治切除後患者となっている。S-1は40 mg/m^{2}を1日2回，4週内服2週休薬を1サイクルとして4サイクル施行する。2013年9月から登録が行われ2018年6月までに，両群合わせて440例の登録が終了した。主要評価項目は全生存期間であり，登録終了の3年後に解析予定である。

海外では，ドイツを中心とした欧州諸国において，進行胆道癌の標準治療であるGEM＋CDDP（GC）併用療法と切除単独を比較する第Ⅲ相試験（ACTICCA-1）が行われている[9]。対象は胆管癌（肝内，肝外）と胆囊癌患者で，胆管癌と胆囊癌を別々に解析することになっている。補助化学療法としてGC療法はGEM（1,000 mg/m^2），CDDP（25 mg/m^2）をday 1,8に投与し3週おきに8サイクルまで投与する（24週間）スケジュールになっている。主要評価項目は無増悪生存期間である。胆管癌280人，胆囊癌160人の患者登録が予定され，2014年から登録開始となっている。

Ⅵ. 胆道癌補助化学療法の開発における問題点

前述の五つの比較試験の結果からは，いまだ推奨度の高い標準治療は確立しているとはいえない。過去の試験の結果から，胆道癌補助療法の治療開発における問題点を考察してみたい。

第一に，胆道癌は他の消化器癌に比べ患者数が少なく，また高齢者が多いことがあげられる。国立がん研究センターがん情報サービスの統計によれば，胆囊・胆管癌の年間発症数は22,000人，部位別では男性で13位，女性で11位であり，他の消化器癌に比べ圧倒的に少ない。さらに特徴的なのは高齢者の割合が高く，一般に臨床試験の対象とならない80歳以上が約10,000人を占めている[10]。欧米では日本よりもさらに少なく，米国では胆囊・胆管癌の年間発症は9,760人[11]，英国では胆管癌（肝内，肝外）の年間発症は1,600人[12]と報告されており，希少癌のレベルである。そのため，ESPAC-3やBILCAPのように登録に長期間を要したり，BCATのように目標症例数に到達できなかったり，患者集積に難渋していることがうかがえる。

第二に疾患の多様性が臨床試験の結果に影響している可能性が考えられる。胆道癌に対する化学療法では，広義には肝内胆管癌，肝外胆管癌（肝門部，遠位），胆囊癌，乳頭部癌を含めて考えることが多いが，それぞれ予後や進展形式が異なる。中でも胆囊癌はもっとも予後が悪く，リンパ節転移や肝転移をきたしやすい。それに対して乳頭部癌はもっとも予後が良い。また，化学療法に対する効果も疾患によって異なることも考えられる。そのため前述したBCATでは胆管癌のみを対象としたり，ACTICCA-1では胆囊癌と胆管癌を別々に登録し解析するなどの試みがなされている。

第三に，胆道癌に対する切除術は肝葉切除や膵頭十二指腸切除など高侵襲なために，術後の化学療法に対する忍容性が低く，十分量の薬剤が投与できない可能性が考えられる。実際，表1に示すように補助化学療法の治療完遂割合は33～55％と低い。膵癌の補助療法を参考にすると，手術単独に対してGEM補助化学療法の優越性を示したCONKO-001試験での完遂割合は62％[13]，またGEMに対してS-1の優越性を示したJASPAC01試験での完遂割合はGEM群で58％，S-1群で72％であり[14]，完遂割合が高いことが試験成功の一つの要素と考えられる。とくに肝葉切除例では補助化学療法の忍容性が低いことが予想され，Kobayashiらは肝葉切除が施行された胆道癌患者に対するGEMとS-1補助化学療法の第Ⅰ相試験を施行している[15]。GEMは1,000 mg/m^{2}を2週に1回の投与を推奨投与法とし，好中球減少のため標準的な投与は難しいとしており，S-1は80 mg/m^2/dayを4週投与2週休薬の標準投与法を推奨と報告している。GEMに関しては，肝葉切除例を含むBCATでも，含まないESPAC-3でも完遂割合は50％程度であり，肝葉切除例に限らず，有害事象（主に血液毒性）のためスケジュール通り投与できない症例が多いと考えられる。S-1に関しては，われわれは肝葉切除例を含む胆道癌切除後33例での検討を行い，GEMに比べて血液毒性は少なく，S-1療法4コース（24週）の完遂割合は81.8％と高値であった[16]。ただし少数例での検討であるため，前述のJCOG1202による検証的な結果が待たれる。

疾患や術式などの対象を絞って比較試験を実施するのが理想的かもしれないが，これまでの試験結果を踏まえると，症例集積に難渋する可能性がある。十分な症例数を確保しようとすると登録に長期間を要し，モチベーションの維持が難しくなったり，登録期間中に新たなエビデンスが報告されると試験の継続が困難となる可能性がある。逆に症例数を少なくすると検出力不足となり，真の治療効果を示せない可能性がある。また，対象を絞った比較試験を行った場合，対象外となってしまった分野では，ますます症例数が少なくなり，比較試験の計画自体が困難となり標準治療が確立できないリスクがある。以上を踏まえると，胆道癌補

表 1 胆道癌に対する補助化学療法の主なランダム化比較試験の治療成績

レジメン	対象	症例数	生存期間(中央値:月)	ハザード比(95%CI)	P-value	試験名	報告者	発表年	登録期間	治療完遂割合
MF	胆管癌,胆嚢癌,乳頭部癌,膵癌	69	26.0%*		0.0367	(胆嚢癌の成績)	Takada T	2002	6年	—
切除単独		43	14.4%*							—
化学療法	肝外胆管癌,乳頭部癌,その他	289	43.1	0.86 (0.66-1.11)	0.25	ESPAC-3(化学療法全体)	Neoptolemos JP	2012	9年	—
切除単独		145	35.2	—						—
化学療法 (5-FU+FA)	肝外胆管癌,乳頭部癌,その他	143	38.9	0.95 (0.71-1.28)	0.74	ESPAC-3(化学療法レジメン別)	Neoptolemos JP	2012		49%
化学療法 (Gemcitabine)		146	45.7	0.77 (0.57-1.05)	0.10					50%
切除単独		145	35.2	—						—
GEMOX	肝内胆管癌,肝外胆管癌,胆嚢癌	95	75.8	1.08 (0.70-1.66)	0.74	PRODIGE 12/ACCORD 18	Edeline J	2017	—	33%
切除単独		99	50.8	—						—
Gemcitabine	肝外胆管癌	117	62.3	1.01 (0.70-1.45)	0.964	BCAT	Ebata T	2018	3年4ヵ月	52%
切除単独		108	63.8							—
Capecitabine	肝内胆管癌,肝外胆管癌,胆嚢癌	223	51.1	0.81 (0.63-1.04)	0.097	BILCAP (Intension to treat解析)	Primrose JN	2017	8年	55%
切除単独		224	36.4	—						—
Capecitabine	肝内胆管癌,肝外胆管癌,胆嚢癌	220	52.7	0.75 (0.58-0.97)	0.0028	BILCAP (Per protocol解析)	Primrose JN	2017		—
切除単独		210	36.1	—						—

*:5年生存割合
CI:信頼区間,MF:mitomycin C plus 5-fluorouracil,5-FU:5-fluorouracil,FA:folinic acid,GEMOX:gemcitabine plus oxaliplatin,NA:not available.

助療法において,できるだけ幅広い対象集団に対して,十分な症例数での比較試験によって,まず一つの標準治療を確立することが必要であり,そのうえでサブグループ解析やバイオマーカー研究をもとに,リスクグループに応じた治療開発ができれば理想的であると考えられる。

参考文献

1) 日本肝癌研究会.第19回全国原発性肝癌追跡調査報告.
2) Ishihara S, Horiguchi A, Miyakawa S, et al.: Biliary tract cancer registry in Japan from 2008 to 2013. J Hepatobiliary Pancreat Sci 23: 149-157, 2016.
3) Takada T, Amano H, Yasuda H, et al.: Is postoperative adjuvant chemotherapy useful for gallbladder carcinoma? A phase III multicenter prospective randomized controlled trial in patients with resected pancreaticobiliary carcinoma. Cancer 95: 1685-1695, 2002.
4) Neoptolemos JP, Moore MJ, Cox TF, et al.: Effect of adjuvant chemotherapy with fluorouracil plus folinic acid or gemcitabine vs observation on survival in patients with resected periampullary adenocarcinoma: the ESPAC-3 periampullary cancer randomized trial. JAMA 308: 147-156, 2012.
5) Edeline J, Bonnetain F, Phelip JM: Gemox versus surveillance following surgery of localized biliary tract cancer: Results of the PRODIGE 12-ACCORD 18 (UNICANCER GI) phase III trial. J Clin Oncol 35 (Suppl 4S): 225, 2017.
6) Ebata T, Hirano S, Konishi M, et al.: Randomized clinical trial of adjuvant gemcitabine chemotherapy versus observation in resected bile duct cancer. Br J Surg 105: 192-202, 2018.
7) Primrose J, Fox R, Palmer D, et al.: Adjuvant capecitabine for biliary tract cancer: The BILCAP randomized study. J Clin Oncol 35 (suppl): 4006, 2017.
8) Nakachi K, Konishi M, Ikeda M, et al.: A randomized Phase III trial of adjuvant S-1 therapy vs. observation alone in resected biliary tract cancer: Japan Clinical Oncology Group Study (JCOG1202, ASCOT). Jpn J Clin Oncol 48: 392-395, 2018.
9) Stein A, Arnold D, Bridgewater J, et al.: Adjuvant chemotherapy with gemcitabine and cisplatin compared to observation after curative intent resection of cholangiocarcinoma and muscle invasive gallbladder carcinoma (ACTICCA-1 trial)- a randomized, multidisciplinary, multinational phase III trial. BMC Cancer 15: 564, 2015.
10) Hori M, Matsuda T, Shibata A, et al.: Cancer incidence and incidence rates in Japan in 2009: a study of 32 population-based cancer registries for the Monitoring of Cancer Incidence in Japan (MCIJ) project. Jpn J Clin Oncol 45: 884-891, 2015.
11) Jemal A, Siegel R, Xu J, et al.: Cancer statistics, 2010. CA Cancer J Clin 60: 277-300, 2010.
12) Khan SA, Emadossadaty S, Ladep NG, et al.: Rising trends in cholangiocarcinoma: is the ICD classification system misleading us? J Hepatol 56: 848-854, 2012.
13) Oettle H, Neuhaus P, Hochhaus A, et al.: Adjuvant chemotherapy with gemcitabine and long-term outcomes among patients with resected pancreatic cancer: the CONKO-001 randomized trial. JAMA 310: 1473-1481, 2013.

14) Uesaka K, Boku N, Fukutomi A, et al.: Adjuvant chemotherapy of S-1 versus gemcitabine for resected pancreatic cancer: a phase 3, open-label, randomised, non-inferiority trial (JASPAC 01). Lancet **388**: 248-257, 2016.
15) Kobayashi S, Nagano H, Sakai D, et al.: Phase I study of adjuvant gemcitabine or S-1 in patients with biliary tract cancers undergoing major hepatectomy: KHBO1003 study. Cancer Chemother Pharmacol **74**: 699-709, 2014.
16) Nakachi K, Konishi M, Ikeda M, et al.: Feasibility study of postoperative adjuvant chemotherapy with S-1 in patients with biliary tract cancer. Int J Clin Oncol 2018.

*　　*　　*

革新的な医薬品の開発を通じて
医療のアンメットニーズに応えていく

私たちは、世界で最も歴史の古い医薬品・化学品企業である
メルクのバイオファーマ部門です。
日本では「がん」と「不妊」治療を重点領域としています。
科学をリードし、患者さんのより良い生活を実現していくことが
私たちの使命です。

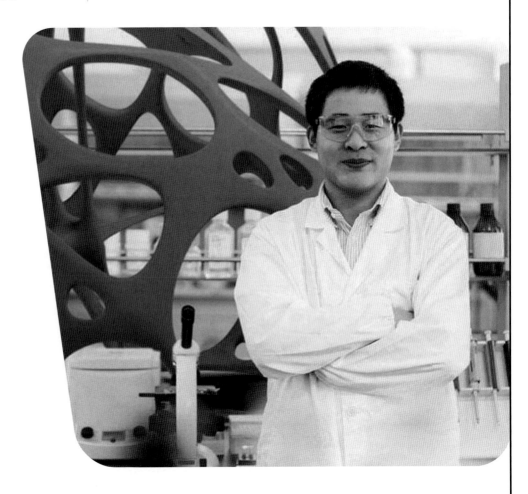

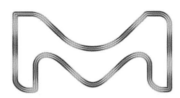

メルクセローノ株式会社
〒153-8926 東京都目黒区下目黒1-8-1アルコタワー 4F
www.merckserono.co.jp

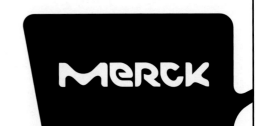

特集

胆道癌の薬物療法：Up-to-Date

切除可能胆道癌に対する術前補助療法

中川　圭[1]・益田　邦洋[1]・伊関　雅裕[1]・高舘　達之[1]・元井　冬彦[1]・海野　倫明[1]

要約：胆道癌治療には根治手術の追求が重要であるが，根治の獲得は容易でなく，根治切除施行後の再発は多い．同時に，術前診断が困難な腫瘍進展やリンパ節転移などの腫瘍因子や，脈管・胆管が近接して交差する解剖や破格による宿主因子から，切除可能性の評価が容易でない．こうした病態に，局所制御を中心とした術前治療を加えることは，切除での根治性を高め，予後の改善をもたらす可能性があり，集学的治療戦略として，術後補助療法と同様に検討されるべきである．現在，術前治療は第Ⅱ相を中心に臨床研究で探索が進められており，今後有望なレジメンでの有効性検証が必要である．胆道癌治療の選択肢は豊富ではなく，その組み合わせで治療成績向上を導くには，手術切除を軸に，術前診断の精度向上を求め，術前治療・術後補助療法の適切な対象・レジメンの選択および検証が必要である．

Key words：胆道癌，術前治療，集学的治療，Neoadjuvant

はじめに

　胆道癌の治癒には，根治手術の追求が重要である．しかし，根治切除施行後の再発も多い．図1に2002～2011年に当科で切除した胆道癌325例（肝門部領域162例，遠位97例，胆嚢50例，十二指腸乳頭部16例）の部位別予後を示す．全体の5年生存率は43.5％で，部位別には肝門部領域39.8％，遠位44.5％，胆嚢45.7％，十二指腸乳頭部73.1％であった．十二指腸乳頭部癌以外では切除例の半数以上が5年以内に死亡に至る結果となっており，集学的治療による予後向上が望まれる．しかし，他の消化器癌に比し，いまだ切除後の補助化学療法（adjuvant chemotherapy）に有効なエビデンスがなく，非切除症例に対する化学療法もレジメンの選択肢が限られている[1～3]．現状で胆道癌の治療成績向上には，切除可能症例を増やし，手術切除で癌遺残のない切除（R0）をめざした切除を施行す

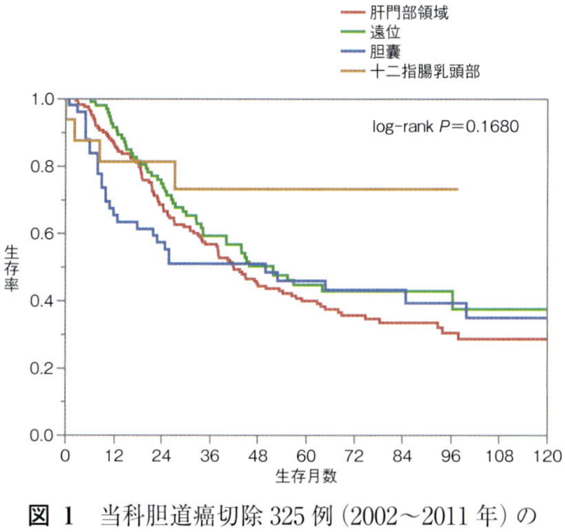

図1　当科胆道癌切除325例（2002～2011年）の部位別予後
　全体の5年生存率は43.5％．部位別の5年生存率と中央生存期間は，肝門部領域39.8％，42.1ヵ月，遠位44.5％，51.9ヵ月，胆嚢45.7％，50.0ヵ月，十二指腸乳頭部73.1％，N. A.．
　R0切除は247例（76.0％）．

る以外にないのであるが，胆道癌切除におけるR0の獲得率は7割程度でしかない[4]（表1）．
　一方で胆道癌の標準術式の手術侵襲は大きい．胆道癌の疾患別の90日死亡率は，肝門部領域6.1％，遠位胆管癌1.4％，胆嚢癌3.4％，十二指腸乳頭部癌1.5％と報告され，膵頭部癌の1.3％，膵体部癌の0.9％と比べ

Neoadjuvant Therapy for Resectable Biliary Tract Cancer
Kei Nakagawa et al
1) 東北大学大学院消化器外科学（〒980-8574 仙台市青葉区星陵町1-1）

表 1 胆道癌全国集計（1998〜2004年）の登録数・切除率

Tumor site	Number of registry cases	Number of complete data	Resection rate	Curative resection rate	Death rate
Gallbladder	2,067	1,590 (76.9%)	1,094 (68.8%)	752 (68.7%)	8 (0.7%)
Bile duct	2,732	1,894 (69.3%)	1,299 (70.2%)	884 (68.1%)	7 (0.5%)
Papilla of Vater	785	553 (70.4%)	515 (89.4%)	479 (93.0%)	2 (0.4%)
Total	5,584	3,992 (71.5%)	2,908 (72.8%)	1,402 (72.7%)	17 (0.6%)

（文献4から引用）

ても著しく高い。術式別では肝左3区域切除10.3%、胆管切除を伴う肝切除4.6%、肝膵同時切除（HPD）7.6%、膵頭十二指腸切除1.2%と報告されている[5]。R0をめざし、切除範囲の拡大や血行再建など手術侵襲の増大を企図することは、前記の死亡率を鑑みると周術期死亡やQOL（quality of life）を損なう結果に陥ることを危惧しなければならない。また、今後有効な補助療法が明らかとなれば、より一層術後経過が良好で補助療法を導入できる余地がなくてはならない。術後補助療法が標準治療となれば、より適切な病勢把握と手術侵襲のバランスが胆道癌にとって重要な課題となるであろう。

I．胆道癌に対して術前補助療法の検討は必要か

術前治療は、奏効により手術介入の根治獲得を高め予後を良好にする、非常に有益な可能性が期待されると同時に、有害事象による手術機会の喪失や合併症の増加など好ましくない影響が危惧される。術後補助療法の意義が明確でない段階で、術前治療を検討することは尚早との否定的意見も聞かれる。

補助療法の役割は、局所制御と遠隔制御に大分して考えられる。R0切除を達成した症例に対しても有効性が示される術後補助療法は、画像や術中肉眼認識できない遠隔微細病変の制御がとくに期待される。術前治療においても遠隔制御は重要な役割であり、とくに進行の早い癌では、微細病変の制御が可能な化学療法レジメンの術前施行で、遠隔病変の顕性化がないことを確認し切除に至ることができ、術後の早期遠隔病変の出現を防ぐことができる。一方、局所制御効果は術前治療でその真価が発揮されるといえ、切除可能胆道癌においても術前治療の局所進展制御により高率にR0を達成し、予後延長が示されれば、術後補助療法とは視点・目的が異なる治療戦略としての必要性を提言できる。

胆道癌に対する術前治療は術後補助療法の検討と同時に、集学的治療戦略の柱の一つとして検討されるべきである[3,6,7]。

II．胆道癌の切除可能性

胆道癌、とくに肝門部領域においては肝切除の範囲に症例ごとの限界があるため、病巣進展から根治を期待できる術式を提案しても、耐術不可能と判断せざるを得ない場合がある。膵癌では以前から切除可能（R：resectable）・切除境界（BR：borderline resectable）・切除不能（UR：unresectable）のクライテリアがさまざまな組織で提唱されていたが[8]、本邦の取扱い規約でもMDCT（Multi detector-row computed tomography）の所見から膵癌の切除可能性が定義（R、BR-A、BR-PV、UR-LA、UR-M）された[9]。これにより、重要血管への腫瘍接触について軟部陰影所見を読影することで、放射線診断医・消化器内科医・肝胆膵外科医が切除可能性について共通認識として表現し検討できるようになった。しかし、胆道癌は、炎症やドレナージチューブの影響があると胆管・胆嚢・乳頭部いずれの部位においても腫瘍の進展範囲がMDCTで判別しにくい問題点がある[10]。さらに、肝門部領域胆管癌や胆嚢癌では胆管と動脈・門脈の分岐走行が複雑で破格が多いことから、血管侵襲と肝切除範囲を規定することが容易でなく、術式ごとの切離限界点での胆管・動脈分岐の読影にも熟練を要する[11,12]。腫瘍因子からR0に必要・妥当な術式を幾通りか提案したうえで、肝機能・肝容量などの宿主因子により妥当な術式を求めなければいけない。この判断においては、血行再建の施行・許容する残肝機能や容積・肝膵同時切除の適応などが施設により異なるのが現状で、ガイドラインでも局所進展による切除可能性について明らかなコンセンサスがないことが記されている[13]。

つまるところ、胆道癌における切除可能性の判断は、各施設の胆道外科医にゆだねられていることとなる。本稿での切除可能胆道癌とは、各施設の許容侵襲の中で、R0切除が企図できる症例としておく。この問題は臨床的に、切除可能症例への"術前治療"なのか、切除不可能な症例への非手術療法後の"Conversion切

表2 近年施行されている胆道癌adjuvant療法第Ⅲ相試験

試験名			目標症例数	主要評価項目	登録期間	結果
BILCAP	Capecitabine vs surgery alone	UK	410	2ys. OS	2006〜2014	PPSのみ有意差 文献16)
BCAT	GEM vs surgery alone	Japan	300	OS	2007〜2010	Negative 文献17)
PRODIGE 12-ACCORD 18	GEMOX vs surgery alone	France	190	DFS	2009〜2014	Negative 文献18)
JCOG1202 ASCOT	S-1 vs surgery alone	Japan	440	OS	2013〜2018	登録終了
ACTICCA-1	GC vs surgery alone	Germany	440	DFS	2014〜	

除"なのかという観点からも重要である。

Ⅲ．胆道癌の術前治療レジメン

胆道癌の標準治療は，根治切除の施行か切除不能例に対して行う非手術療法しかない。現状で非手術療法の選択肢はABC-02試験で有用性が示されたゲムシタビン（GEM）/Cisplatin（GC）[14]と，JCOG1113（FUGA-BT）試験でGC療法との非劣性が示されたGEM/S-1（GS）[15]があげられるのみである。切除後の補助療法について，いくつかの第Ⅲ相試験の結果が明らかとなっている[1,16〜18]（表2）が，胆道癌に対しては有効な術後補助療法のエビデンスが示されておらず，切除可能症例は，切除時点の根治度で予後が決まってしまうと言える。これら化学療法レジメンの現状と開発の詳細については，本特集の他稿で詳細に解説されており，ここでは割愛するが，胆道癌における術前治療の開発においては，非切除胆道癌における治療成績を吟味し，治療候補として検討することが必要である。

ABC-02試験では生存期間においてGC療法がGEMに対し生存延長を示したが，その奏効率は26％であり，測定可能病変を有する症例のDisease control rate（CR＋PR＋SD）は同等であった[14]。遠隔・局所の因子がおり混ざった検討結果からではあるが，これまでの非切除胆道癌の標準治療であったGC療法が術前療法として局所制御に必要十分な奏効であるという評価はしにくい。

他方で，膵癌において進行病変ではGEST試験でGS療法のGEM単剤に対する生存延長効果がないことが報告された[19]。しかし，腫瘍に対する奏効率ではGS療法がGEM単剤に対し優越性を示している。治療期間が限られた術前治療において奏効率の高さは治療レジメンの選択に際し評価できる重要な因子である。当科の手術企図膵癌に対する後ろ向き検討でも，術前治療にGS療法を施行した症例はGEM単剤による術前治療を施行した群より予後良好（MST 35.8 vs 21.2ヵ月，Log-rank $P=0.064$）であった[20]。本邦で集積された切除可能膵癌に対する術前化学療法としてのGEM＋S-1療法（GS療法）の第Ⅱ/Ⅲ相臨床試験（Prep-02/JSAP-05, UMIN000009634）では膵癌の術前治療にGS療法が選択されており，膵癌での術前治療の優位性がはじめて示されるか結果が待たれるところである。胆道癌でもJCOG1113試験のサブグループ解析で局所進行症例ではGC療法に対しGS療法がより優位な傾向があったと報告されている[15]ほか，非切除症例へのGEM/CDDP/S-1のトリプレット（KHBO1401, UMIN000014371）やFOLFIRINOX治療（UMIN000020801, 先進医療B）などの検証も進んでいる。こうした局所進行に対して効果が期待されるレジメンが術前治療の候補であることに間違いない。

本邦では，胆道癌術前化学放射線療法としてのTS-1＋CDDP＋放射線療法の第Ⅰ/Ⅱ相試験（UMIN000009028），FDG-PET陽性リンパ節転移を伴う切除可能胆道癌に対する術前ゲムシタビン/シスプラチン/S-1併用術前化学療法（GCS療法）のphaseⅡ試験（KHBO1201, UMIN000009831），胆道癌に対するゲムシタビンとシスプラチン併用の術前化学放射線療法における安全性および有効性の評価（UMIN000020964），胆道癌術前GEM＋CDDP療法と術後S-1療法による周術期化学療法のFeasibility試験

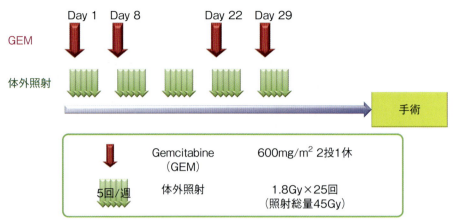

図2 切除可能進行胆管癌に対する術前化学放射線療法第Ⅱ相試験（NACRAC study, UMIN000001754）のレジメン

（UMIN000021206）などの臨床試験が施行されており，今後第Ⅲ相試験の候補選択と検証の礎となるであろう。

当科では切除可能な肝外胆管癌に対する術前治療を検討してきたが，局所制御に対する奏効を確実にあげる選択肢として，術前化学放射線療法（Neoadjuvant Chemoradiation therapy：NACRT）が有用と考え，GEMを用いたNACRTの臨床試験を進めてきた[3,6,21～23]。術前治療に適切な線量として体外照射線量を多門X線固定照射で45 Gy（1.8 Gy×25回）とした。第Ⅰ相試験を施行しGEMの推奨用量を600 mg/m^2（2投1休：4回）[21]とし（図2），第Ⅱ相試験（NACRAC study, UMIN000001754）を解析中である。周術期の有害事象はupfront surgery症例と有意差なく，安全に施行できている。今後，胆道癌における術前治療のキーポイントが提言可能となるよう解析を進めたい。

Ⅳ．胆道癌の術前治療のターゲット選出は可能か

切除可能な胆道癌すべてに術前治療が必要かという問題は重要である。予後因子に対して適応を限定できれば，術前治療の必要性・有効性検証はより適正施行できる。再発の危険因子抽出には，胆道癌全体ではなくそれぞれの部位での検討が必要だが，少なくともリンパ節転移陽性と切除時の癌遺残が予後危険因子であることは共通である[1]。しかし，リンパ節転移の術前正診率は高くなく[24]，胆管癌・胆嚢癌の進展範囲診断が術前に困難であることはあらためて述べるまでもない。先にも述べたが，進行期症例に"術前治療"を施行して切除することと，非切除として非手術療法施行後に"Conversion切除"を企図することは，胆道癌において境目が明瞭ではない。画一化した切除可能性評

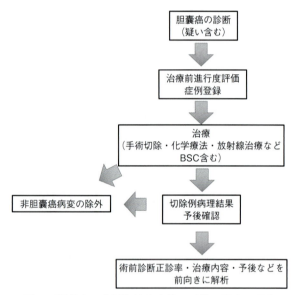

図3 胆嚢癌の診断と治療方針・予後に関する前向き観察研究（UMIN000027785）

価を用いて治療戦略を提示・検証していくことが必要で，術前診断の精度向上や必要性の吟味が術前治療の確立に不可欠である。

日本胆道学会を中心に，胆嚢癌の診断と治療方針・予後に関する前向き観察研究（UMIN000027785）を施行中である。胆嚢癌を疑った時点で症例を前向き登録し，術前診断の正診率・切除率・全生存率などを明らかにすることを目的としている（図3）。治療開始前のclinical stageに基づいた治療成績の検証によって，胆嚢癌の診断時情報から最適な治療戦略の立案を提言することが可能となるであろう[25]。術前診断の正診率の正当な評価には，前向き症例登録が必須である。胆道癌の他部位でも，術前精査とリンパ節転移や遠隔病変の正診率検証を前向きに進めることで，術前治療の適切な対象を明らかにできるものと考える。

おわりに

　胆道癌においては，切除可能性や予後危険因子のリンパ節転移などの術前診断が確立していない。胆道癌の治療成績向上には，診断法の評価・向上，R0切除確保への挑戦，補助療法のエビデンス創出が求められ，消化器内科医・腫瘍内科医・胆道外科医の連携が欠かせない。胆道癌の少ない治療選択肢から有効な戦略を立証してゆくためには，有効な化学療法の検証と同時に，手術切除を軸に診断から術前治療を含めた治療戦略の対象を適格化することが重要である。

参考文献

1) 高舘達之，中川　圭，益田邦洋，ほか：胆道癌に対する術後補助療法の意義と適応．胆と膵 39：647-651，2018.
2) 奥坂拓志，森実千種，池田公史：胆道癌に対する化学療法の進歩．胆道 30：850-863，2016.
3) 中川　圭，片寄　友，深瀬耕二，ほか：新たに定義された"肝門部領域胆管癌"の診断と治療　外科治療と内科治療　術前術後補助療法．胆と膵 37：95-99，2016.
4) Miyakawa S, Ishihara S, Horiguchi A, et al.: Biliary tract cancer treatment: 5,584 results from the Biliary Tract Cancer Statistics Registry from 1998 to 2004 in Japan. J Hepatobiliary Pancreat Surg 16：1-7, 2009.
5) Otsubo T, Kobayashi S, Sano K, et al.: Safety-related outcomes of the Japanese Society of Hepato-Biliary-Pancreatic Surgery board certification system for expert surgeons. J Hepatobiliary Pancreat Sci 24：252-261, 2017.
6) 中川　圭，片寄　友，深瀬耕二，ほか：肝外胆管癌に対する術前治療と効果判定法．胆と膵 38：453-458，2017.
7) 小林省吾，江口英利，後藤邦仁，ほか：胆道癌に対する術前治療の可能性．臨外 72：1440-1445，2017.
8) Lopez NE, Prendergast C, Lowy AM: Borderline resectable pancreatic cancer: Definitions and management. World J Gastroenterol 20：10740-10751, 2014.
9) 日本膵臓学会：膵癌取扱い規約　第7版．金原出版，2016.
10) 片寄　友，中川　圭，深瀬耕二，ほか：胆道癌に対するCT，MRI，PETの役割―特にPETの活用法について．胆道 30：359-666，2016.
11) 平野　聡：胆管分離限界点の診断．胆道 25：751-758，2011.
12) 中川　圭，深瀬耕二，益田邦洋，ほか：肝動脈変異症例に対する肝門部領域胆管癌手術．手術 71：845-852，2017.
13) 日本肝胆膵外科学会：エビデンスに基づいた胆道癌診療ガイドライン　改訂第2版．胆道癌診療ガイドライン作成委員会編，医学図書出版，2014.
14) Valle J, Wasan H, Palmer DH, et al.: Cisplatin plus gemcitabine versus gemcitabine for biliary tract cancer. N Engl J Med 362：1273-1281, 2010.
15) Morizane C, Okusaka T, Mizusawa J, et al.: Randomized phase III study of gemcitabine plus S-1 combination therapy versus gemcitabine plus cisplatin combination therapy in advanced biliary tract cancer: A Japan Clinical Oncology Group study (JCOG1113, FUGA-BT). J Clin Oncol 36(suppl)：205, 2018.
16) Primrose JN, Fox R, Palmer DH, et al.: Adjuvant capecitabine for biliary tract cancer: The BILCAP randomized study. J Clin Oncol 35 (suppl)：4006, 2017.
17) Ebata T, Hirano S, Konishi M, et al.: Randomized clinical trial of adjuvant gemcitabine chemotherapy versus observation in resected bile duct cancer. Br J Surg 105：192-202, 2018.
18) Edeline J, Bonnetain F, Phelip JM, et al.: Gemox versus surveillance following surgery of localized biliary tract cancer: Results of the PRODIGE 12-ACCORD 18 (UNICANCER GI) phase III trial. J Clin Oncol 35 (suppl)：225, 2017.
19) Ueno H, Ioka T, Ikeda M, et al.: Randomized Phase III Study of Gemcitabine Plus S-1, S-1 Alone, or Gemcitabine Alone in Patients With Locally Advanced and Metastatic Pancreatic Cancer in Japan and Taiwan: GEST Study. J Clin Oncol 31：1640-1648.
20) 元井冬彦，片寄　友，江川新一，ほか：切除企図膵癌に対する術前治療戦略の意義．膵臓 28：25-33，2013.
21) Katayose Y, Rikiyama T, Motoi F, et al.: Phase I trial of neoadjuvant chemoradiation with gemcitabine and surgical resection for cholangiocarcinoma patients (NACRAC study). Hepatogastroenterology 58：1866-1872, 2011.
22) 中川　圭，片寄　友，海野倫明：術前診断cStage II 胆管癌に対する術前化学放射線療法．癌と化療 39：1945-1947，2012.
23) 中川　圭，片寄　友，石田和之，ほか：印刷業職業性胆管癌に対する化学放射線療法と根治的肝切除の経験．日消誌 112：1341-1347，2015.
24) Unno M, Okumoto T, Katayose Y, et al.: Preoperative assessment of hilar cholangiocarcinoma by multidetector row computed tomography. J Hepatobiliary Pancreat Surg 14：434-440, 2007.
25) 中川　圭，海野倫明：胆道癌の予後不良因子とは―手術適応のborderlineはどこか　胆嚢癌．臨外 72：1432-1439，2017.

胆と膵 38巻臨時増刊特大号

胆膵EUSを極める
―私ならこうする (There is always a better way)―

企画：糸井　隆夫（東京医科大学消化器内科学分野）

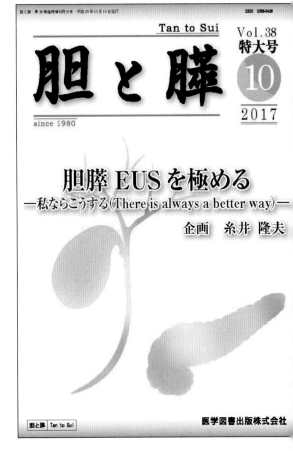

診　断

ラジアル型EUS 標準描出法	萬代晃一朗ほか
コンベックス走査型EUSによる標準描出法	佐藤　愛ほか
超音波内視鏡の進歩　直視コンベックス型EUS標準描出法	岩井　知久ほか
造影EUS	今津　博雄ほか
EUSエラストグラフィ	大野栄三郎ほか
胆膵疾患に対するEUS-FNA　―われわれはこうしている―	石田　祐介ほか
EUS-FNA 私はこうする	花田　敬士ほか
EUS-FNA―私はこうする―	蘆田　玲子ほか
EUS-FNA―私はこうする―	良沢　昭銘
EUS-FNA―私はこうする―	菅野　敦ほか
EUS-FNA―パターン別　穿刺困難例を克服―	佐藤　高光ほか
EUS-FNA 私ならこうする―確実で臨床に即した組織細胞診をめざして―	深見　悟生ほか

治　療

膵炎に伴う膵および膵周囲液体貯留に対するドレナージ術（含　ネクロセクトミー）―私はこうする―	入澤　篤志ほか
膵周囲液体貯留（PFC）ドレナージ（含むネクロセクトミー）―私はこうする―	金　俊文ほか
膵周囲液体貯留（PFC）ドレナージ（含ネクロセクトミー）―私ならこうする―	向井俊太郎ほか
術後再建腸管症例に対する肝内胆管ドレナージ術（HGS, HJS）―私はこうする―	塩見　英之ほか
肝内胆管ドレナージ（HGS, HJS）―私はこうする―	伊佐山浩通ほか
肝内胆管ドレナージ（HGS, HJS）―私はこうする―	小倉　健ほか
EUSガイド下肝外胆管ドレナージ（EUS-guided choledochoduodenostomy：EUS-CDS）―私はこうする―	原　和生ほか
遠位胆管狭窄に対するEUS-CDS―われわれはこうする―	伊藤　啓ほか
EUSガイド下順行性ステンティング	田中　麗奈ほか
胆管ランデブー	岩下　拓司ほか
胆管結石除去術	土屋　貴愛ほか
胆嚢ドレナージ―私はこうする―	三長　孝輔ほか
胆嚢ドレナージ―私はこうする―	辻　修二郎ほか
EUSガイド下膵管ドレナージ―私はこうする―	原　和生ほか
EUSガイド下膵管ドレナージ	糸井　隆夫ほか
膵管ランデブー	矢根　圭ほか
EUSガイド下腹腔神経叢ブロック―私はこうする―	安田　一朗ほか
癌性疼痛に対する腹腔神経叢ブロック―私はこうする―	石渡　裕俊ほか

定価（本体 5,000円＋税）
ISBN：978-4-86517-237-9

座談会

EUSを極める　―教育法と今後の動向―

糸井　隆夫（司会），入澤　篤志，
安田　一朗，良沢　昭銘，
潟沼　朗生，土屋　貴愛

詳しくは▶URL：http://www.igakutosho.co.jp　または、医学図書出版　で　検索

医学図書出版株式会社

〒113-0033　東京都文京区本郷2-27-18（本郷BNビル2階）
TEL：03-3811-8210　FAX：03-3811-8236
URL：http://www.igakutosho.co.jp
E-mail：info@igakutosho.co.jp

特集

胆道癌の薬物療法：Up-to-Date

切除不能胆道癌に対する conversion surgery の意義と今後の課題

加藤　厚[1]・大塚　将之[2]・吉富　秀幸[2]・古川　勝規[2]・高屋敷　吏[2]・久保木　知[2]
高野　重紹[2]・鈴木　大亮[2]・首村　智久[1]・羽鳥　隆[1]・池田　佳史[1]・宮崎　勝[1]

要約：胆道癌は外科切除が唯一の根治的治療法であるが，切除困難な進行癌の状態で発見されることも多く，根治切除が可能な症例が限られている。近年の化学療法の進歩により，当初切除不能と判断された症例のなかにも化学療法の著効例を経験することがあり，脈管浸潤の改善などにより conversion surgery による根治切除が可能となる症例がある。胆道癌に対する conversion surgery においては，切除不能の定義に一定の基準がない，画像診断による化学療法の効果判定が困難である，などの問題点はあるものの，長期生存を望める症例も報告されており，切除不能局所進行胆道癌に対する外科切除を考慮した術前化学療法は集学的治療の一環として極めて有用で，今後，胆道癌外科切除の適応が拡大されていくことが期待される。

Key words：胆道癌，術前化学療法，conversion surgery，downsizing chemotherapy

はじめに

　胆道癌は外科切除が唯一の根治的治療法であるが，切除困難な進行癌の状態で発見されることも多く，根治切除が可能な症例が限られている。2008年から2013年までの胆道癌全国集計の結果によると，切除率は胆囊癌72.9％，肝門部領域胆管癌87.0％，遠位胆管癌92.9％，十二指腸乳頭部癌95.0％と報告されている[1]。また，化学療法の感受性やリンパ節転移を起こしやすいなどの生物学的特徴が胆道癌に類似している肝内胆管癌の外科切除率については67.1％と報告されている[2]。化学療法など手術以外の治療法の効果が限定的であるため，切除不能胆道癌の長期生存はほとんど望めないのが現状である。

　近年，胆道癌の切除不能症例に対して gemcitabine（GEM）の有効性が示され，その後 GEM と cisplatin（CDDP）の併用療法（GC 療法）がエビデンスのある標準治療として施行されている[3,4]。当初切除不能と判断された症例のなかにも化学療法の著効例を経験することがあり，われわれは腫瘍の縮小や血管浸潤所見の改善により根治切除が可能となる症例があることを報告してきた[5,6]。本稿ではこのような当初切除不能と判断された胆道癌に対して術前化学療法を行い conversion surgery が可能となった症例の成績について述べるとともに，その意義と今後の課題について概説する。

I．進行胆道癌に対する conversion surgery を目的とした術前療法

　術前化学療法は切除困難な局所進行癌に対して化学療法を行い，腫瘍の縮小が得られた症例に外科切除を行うという目的で，乳癌，胃癌，食道癌などに対して施行されてきた[7]。切除不能進行大腸癌肝転移症例においても，化学療法により腫瘍が縮小し切除可能となった症例に肝切除を行い良好な成績が得られたことが報告され，現在では conversion therapy として広く

Conversion Surgery for Initially Unresectable Biliary Tract Cancer
Atsushi Kato et al
1）国際医療福祉大学三田病院消化器センター
　（〒108-8329 港区三田 1-4-3）
2）千葉大学大学院医学研究院臓器制御外科学

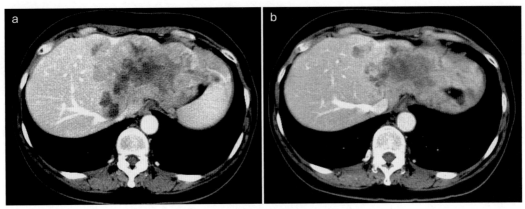

図1 60歳代女性 局所進行肝内胆管癌症例の画像
a:右肝静脈に浸潤を有する腫瘍として描出される。
b:化学療法後,腫瘍は著明に縮小して右肝静脈への浸潤所見が改善したためconversion surgeryを施行した。

施行されている[8]。当初切除不能と判断された固形癌に対するconversion surgeryが可能となった背景には,有効な化学療法剤や分子標的薬の導入,奏効率の高いレジメンの開発によるところが大きく,近年,切除率,長期生存率ともに向上している[9,10]。現在では各種固形癌に対する術前化学療法の適応は拡大し,手術可能な症例においても切除後の予後向上や臓器温存などを目的に施行されており,その有用性が多数報告されている。

胆道癌における切除不能症例に対する術前療法に関しては,20世紀末から今世紀初頭にかけて,切除不能胆道癌に対して5-fluorouracil(5-FU)をベースとした化学放射線療法やphotodynamic therapy(PDT)を施行しその後に外科切除を行ったケースシリーズがいくつか報告されているが,いずれも症例数は少なくエビデンスに乏しい[11,12]。胆道癌に対するGEMの有用性が報告されて以来,切除不能胆道癌に対してもエビデンスのある化学療法が施行されるようになり,当初切除不能と判断した症例でも腫瘍の縮小や血管浸潤範囲の改善などにより手術可能となる症例を少なからず認めるようになってきた。こうした状況の中,われわれはGEMあるいはGC療法を局所進行切除不能胆道癌に施行して,conversion surgeryが可能となった症例について報告してきた[5,6]。その後も各施設から同様の報告が相次いでおり,胆道癌においてもconversion surgeryの有用性が示唆されている[13~18]。しかしながら,胆道癌についてはエビデンスのある報告は少なく,それぞれの症例数も限られており,その意義や有用性については,今後さらなる議論が必要である。

Ⅱ. 胆道癌におけるdownsizing chemotherapy後のconversion surgeryの成績とその有用性

われわれの施設では,肺転移,骨転移,Virchowリンパ節転移などの遠隔転移を認めない切除不能局所進行胆道癌に対してconversion surgeryを目的としたdownsizing chemotherapyを施行している。切除不能局所進行胆道癌は年齢や全身状態などの要因を除外すると,再建困難な広範血管浸潤,拡大肝切除によっても切除できない広範胆管浸潤,拡大肝切除に伴う残肝容量の不足などが切除不能の要因と考えられる。血管浸潤や胆管浸潤は,化学療法により腫瘍の縮小が得られれば,切除可能な状況にconversionできる可能性がある。また,残肝容量の不足に対しては門脈塞栓術が有用であるが,門脈塞栓術を施行しても十分な残肝容積を確保できない症例は,化学療法による腫瘍縮小により残肝容量を確保することでconversion surgeryが可能となる症例が想定される。

化学療法の施行期間について明確な基準はないが,当施設では約2ヵ月ごとの造影CTによる腫瘍の再評価を行い,切除の可否を検討している。化学療法が著効している場合に化学療法をさらに継続したいと考えるのは当然のことであるが,胆道癌におけるセカンドラインの化学療法が乏しくエビデンスのない現状においては,腫瘍の増大により手術の機会を逸することなく,切除可能と判断された時点で積極的に外科切除を行うことが望ましい。

切除可能症例に対する術前化学療法の詳細については他稿に譲るが,胆道癌に対する化学療法剤の奏効率

表 1 切除不能胆道癌に対する conversion surgery を目的とした術前化学療法の報告

Author	Year	Diagnosis	Regimen	n	Resection rate（%）	OS（%）
McMasters	1997	ECC	5FU＋RT	9	33	―
Witzigmann	2006	ECC	PDT	8	88	―
Nelson	2009	ECC	5FU＋RT	12	83	53（5 year）
Kato	2013	GBC, ECC, ICC	gemcitabine	22	36	45（5 year）
Kato	2015	GBC, ECC, ICC	gemcitabine＋CDDP	39	26	32（3 year）
Wanger	2015	ECC	PDT	7	100	75（3 year）
Rayar	2015	ICC	gemcitabine base	10	80	60（3 year）
Agrawal	2016	GBC	5FU＋CDDP, gemcitabine＋CDDP	35	15	―
Engineer	2016	GBC	gemcitabine＋RT	28	56	47（5 year）
Creasy	2017	GBC	gemcitabine base	74	13.5	0（5 year）
Jung	2017	ECC	5FU base, gemcitabine base	12	―	―
Le Roy	2018	ICC	gemcitabine base	74	53	24（5 year）

GBC：gallbladder carcinoma, ECC：extrahepatic cholangiocarcinoma, ICC：intrahepatic cholangiocarcinoma, RT：radiation therapy, PDT：photodynamic therapy, CDDP：cisplatin

がそれほど高くないことを考慮すると，術前化学療法施行中に腫瘍の増大により切除不能あるいは根治切除不能となる可能性もあり，現時点では切除可能な症例に対しては外科切除を第一選択としている。ただし，リンパ節転移陽性例や胆囊癌における肝十二指腸間膜浸潤症例，肝内胆管癌における肝内転移症例などは，たとえ外科切除により根治切除が得られたとしてもその予後は不良であり，このような症例における術前化学療法の有用性については臨床研究においてその意義を検証する努力が必要である。

現在までに遠隔転移を認めない切除不能局所進行胆道癌91例（肝内胆管癌41例，肝外胆管癌27例，胆囊癌23例）に対してGEM単剤（2011年8月まで）あるいはGC療法（2011年9月から）による化学療法を施行し，RECISTに基づいた効果判定ではPR 18例，SD 47例，PD 26例で腫瘍制御率71%であり，腫瘍の縮小した症例は42例（46%），脈管浸潤の改善などにより切除可能となった症例は27例（conversion rate：29.7%）であった。切除（conversion surgery）を施行した症例は，化学療法のみの症例に比較して有意に予後が延長しており，とくに肝内胆管癌および胆囊癌で有意に予後延長効果を認め，その有用性が示唆される。Conversion surgeryを行った27症例の予後因子を解析すると，性別，年齢，リンパ節転移の有無などの因子は予後因子としては抽出されず，組織学的根治切除（R0）を得られた症例で切除後の予後は有意に良好であるとの結果となっており，downsizing chemotherapy後においてもR0が得られる切除を施行することが重要である。

切除不能胆道癌症例に対するconversion surgeryの報告をみると，GEMをベースとした化学療法を施行するとともに，一部では放射線療法を併用して，そのconversion rateは13.5%から80%と報告されており，切除率向上のための戦略としてconversion surgeryは極めて重要である（表1）。また，conversion surgery後の5年生存率も24%から60%と報告されており，進行胆道癌とほぼ同等，あるいはそれ以上の生存率が得られている可能性があり，限られた症例ではあるものの極めて有用で意義のある治療法と考えられる。

Ⅲ．胆道癌におけるconversion surgeryの問題点と今後の課題

胆道癌においては切除不能の定義に一定のコンセンサスがなく，いいかえれば，腫瘍の縮小によりどの時点で，何を根拠に切除可能と判断するのか根治切除の実現性（surgical feasibility）に基準がないのが現状である。以前からも胆道癌に対する手術の適応やsurgical feasibilityが施設間で異なっていたが，近年high volume centerを中心に，局所進行胆道癌の血管浸潤症例に対しても血管合併切除再建を施行することで根治切除を目的とした拡大手術が行われるようになってきたため，従来切除困難とされていた症例にも血管合併切除を併施した手術により，これらの施設においては手術適応が拡大してきた[19]。血管浸潤以外にも胆管浸潤，肝切除範囲，肝予備能などの多岐にわたる因子がsurgical feasibilityに関与しており，門脈塞栓術などの周術期管理の向上や画像診断能の向上などにより，切除不能の定義が変化して適応が拡大されることが予想されると同時に，施設間による適応の違いが明確になる可能性がある。このように，胆道癌の切除限界についてはいまだ議論が多く，胆道癌外科治療の適応に関する標準化は困難な状況である。

当施設においては，鎖骨下リンパ節（Virchowリン

表 2 切除不能胆道癌に対する化学療法の問題点

1．肝内胆管癌，肝外胆管癌，胆嚢癌，十二指腸乳頭部癌という生物学的特性が異なる癌腫が含まれる
2．各施設における症例数が限られており大規模な臨床試験が困難
3．胆管炎などの胆道癌特有の症状により化学療法の継続が困難になることがある
4．切除不能の基準が各施設により異なる
5．化学療法著効例における切除のタイミングに一定の基準がない
6．画像診断による化学療法の効果判定が困難な症例がある
7．最終の化学療法から手術までの期間（休薬期間）に一定の基準がない
8．奏効率の高い化学療法剤に乏しい
9．化学療法により手術後の合併症が増加する可能性がある

パ節）転移，骨転移，脳転移などの遠隔転移を有する症例は根治切除不能とし，血管浸潤や胆管浸潤などの局所進行因子により切除不能な症例については，①再建困難な血管浸潤を有する症例，②切除限界を超えた広範囲胆管浸潤，③門脈塞栓術を行ってもなお残肝容積が不足する症例，を切除不能の定義と考えている[5]。その具体的な切除限界点については肝胆道を専門とする外科医が個々の症例ごとに検討すべきであり，一般化するのは困難であるが，胆道癌取扱い規約第6版におけるT4症例がsurgical feasibilityを考慮すべき症例群と思われる[20]。たとえば，肝門部領域胆管癌については浸潤が両側肝内胆管二次分枝に及ぶ症例，門脈本幹あるいは左右分枝への浸潤，左右肝動脈，固有肝動脈，総肝動脈浸潤，浸潤が片側肝内胆管二次分枝および対側の門脈あるいは肝動脈へ浸潤する症例とされている。こうした症例については浸潤した脈管の再建が可能かどうか，門脈塞栓術などを施行して残肝容積を十分に確保できるかどうか，術前のコイル塞栓などによる血行改変や狭窄した門脈に対する術前門脈ステント挿入が必要かどうか，肝膵同時切除を要する場合などには耐術可能な全身状態かどうかなどを検討する必要があり，さらには肝胆道外科医とともに消化器内科医，放射線科医，コ・メディカルを含むチームの総合的な力量も重要となる。

また，遠隔転移のうち肝転移，大動脈周囲リンパ節転移などの症例の中には，肉眼的には切除可能な症例が存在する。肝転移については積極的な肝切除により長期生存が可能となった症例も報告されている。また，大動脈周囲リンパ節転移陽性例は極めて予後不良であり，開腹時にまず大動脈周囲リンパ節のサンプリングを行い，リンパ節転移陽性と診断されれば根治切除を行わない方針とする施設も多いが，まれに大動脈周囲リンパ節転移陽性例でも長期生存を望める症例も存在している。こうした遠隔転移症例においては，症例の選別化の指標となるバイオマーカーの開発や，さらなる奏効率の高い化学療法剤の開発などにより，手術適応が拡大していくことが期待される。

また，胆道癌については化学療法の効果判定を適切に行うことが困難な症例が存在する。化学療法後に対する固形癌の客観的な治療効果判定については RECIST（response evaluation criteria in solid tumors）基準が広く利用されており，肝内胆管癌や胆嚢癌など腫瘤を形成している腫瘍の場合には画像診断による効果判定は容易であるが，神経浸潤や胆管浸潤については，画像による化学療法の効果判定が時として極めて困難である。

その他の胆道癌に対する化学療法の問題点としては，胆道癌が胆管癌，胆嚢癌，十二指腸乳頭部癌という生物学的特性が異なる複数の疾患が混在しているため，病態や化学療法に対する効果が異なっている可能性があり，臨床研究として行う場合には，その解釈が困難なものになると同時に，各施設における症例数が限られているため大規模な臨床試験が困難であることがあげられる（表2）。また，胆道癌特有の胆管炎などの症状により化学療法の施行がしばしば困難になることがあり，系統的な化学療法の実施の妨げとなることがある。さらには，使用する化学療法剤によっては手術後の合併症が増加することが危惧されるが，化学療法の投与総量の限度の問題や，化学療法から手術までの待機期間に関するエビデンスに乏しい。

このように，胆道癌におけるconversion surgeryを目的とした化学療法については，多くの問題点があり，今後は多施設共同あるいは全国，全世界的な規模での質の高い臨床研究を行い，エビデンスのある術前化学療法を確立することが必要である。

おわりに

遠隔転移のない切除不能局所進行肝内胆管癌に対するdownsizing resectionを目的とした術前化学療法によりconversion surgeryが可能となる症例があり，こうした症例では長期の生存も望めるため有用な集学的

治療法の一つと考えられる。今後は奏効率の高い化学療法剤の開発に伴い，conversion 率の向上と予後の向上をはかるとともに，客観的な化学療法の効果判定法の開発や surgical feasibility の標準化などに取り組む必要がある。さらに，より有効な化学療法剤が開発されれば，従来切除不能とされていた遠隔転移症例についても画像上遠隔転移が消失した場合に主病巣の切除を行うことにより予後延長を期待できるかどうかなど，conversion surgery の症例選択についてのエビデンスを確立していくことにより，胆道癌外科切除の適応が拡大されていくことが期待される。

参考文献

1) Ishihara S, Horiguchi A, Miyakawa S, et al.：Biliary tract cancer registry in Japan from 2008 to 2013. J Hepatobiliary Pancreat Sci **23**：149-157, 2016.
2) 日本肝癌研究会：第18回全国原発性肝癌追跡調査報告．日本肝癌研究会事務局，2009.
3) Valle J, Wasan H, Palmer DH, et al.：ABC-02 Trial Investigators：Cisplatin plus gemcitabine versus gemcitabine for biliary tract cancer. N Engl J Med **362**：1273-1281, 2010.
4) Okusaka T, Nakachi K, Fukutomi A, et al.：Gemcitabine alone or in combination with cisplatin in patients with biliary tract cancer：a comparative multicentre study in Japan. Br J Cancer **103**：469-474, 2010.
5) Kato A, Shimizu H, Ohtsuka M, et al.：Surgical resection after downsizing chemotherapy for initially unresectable locally advanced biliary tract cancer：A retrospective single center study. Ann Surg Oncol **20**：318-324, 2013.
6) Kato A, Shimizu H, Ohtsuka M, et al.：Downsizing Chemotherapy for Initially Unresectable Locally Advanced Biliary Tract Cancer Patients Treated with Gemcitabine Plus Cisplatin Combination Therapy Followed by Radical Surgery. Ann Surg Oncol **22**：1093-1099, 2015.
7) 有馬純孝：消化器癌の Neoadjuvant Chemotherapy の日本の現状．Therapeutic Research **17**：290-294, 1996.
8) Bismuth H, Adam R, Levi F, et al.：Resection of nonresectable liver metastases from colorectal cancer after neoadjuvant chemotherapy. Ann Surg **224**：509-522, 1996.
9) Alberts SR, Horvath WL, Sternfeld WC, et al.：Oxaliplatin, fluorouracil, and leucovorin for patients with unresectable liver-only metastases from colorectal cancer：a North Central Cancer Treatment Group phaseⅡ study. J Clin Oncol **23**：9243-9249, 2005.
10) Nuzzo G, Giuliante F, Ardito F, et al.：Liver resection for primarily unresectable colorectal metastases downsized by chemotherapy. J Gastrointest Surg **11**：318-324, 2007.
11) McMasters KM, Tuttle TM, Leach SD, et al.：Neoadjuvant chemoradiation for extrahepatic cholangiocarcinoma. Am J Surg **174**：605-608, 1997.
12) Witzigmann H, Berr F, Ringel U, et al.：Surgical and palliative management and outcome in 184 patients with hilar cholangiocarcinoma：palliative photodynamic therapy plus stenting is comparable to r1/r2 resection. Ann Surg **244**：230-239, 2006.
13) Rayar M, Sulpice L, Edeline J, et al.：Intra-arterial yttrium-90 radioembolization combined with systemic chemotherapy is a promising method for downstaging unresectable huge intrahepatic cholangiocarcinoma to surgical treatment. Ann Surg Oncol **22**：3102-3108, 2015.
14) Agrawal S, Mohan L, Mourya C, et al.：Radiological Downstaging with Neoadjuvant Therapy in Unresectable Gall Bladder Cancer Cases. Asian Pac J Cancer Prev **17**：2137-2140, 2016.
15) Engineer R, Goel M, Chopra S, et al.：Neoadjuvant Chemoradiation Followed by Surgery for Locally Advanced Gallbladder Cancers：A New Paradigm. Ann Surg Oncol **23**：3009-3015, 2016.
16) Creasy JM, Goldman DA, Dudeja V, et al.：Systemic Chemotherapy Combined with Resection for Locally Advanced Gallbladder Carcinoma：Surgical and Survival Outcomes. J Am Coll Surg **224**：906-916, 2017.
17) Jung JH, Lee HJ, Lee HS, et al.：Benefit of neoadjuvant concurrent chemoradiotherapy for locally advanced perihilar cholangiocarcinoma. World J Gastroenterol **23**：3301-3308, 2017.
18) Le Roy B, Gelli M, Pittau G, et al.：Neoadjuvant chemotherapy for initially unresectable intrahepatic cholangiocarcinoma. Br J Surg **105**：839-847, 2018.
19) Nagino M, Nimura Y, Nishio H, et al.：Hepatectomy with simultaneous resection of the portal vein and hepatic artery for advanced perihilar cholangiocarcinoma. An audit of 50 consecutive cases. Ann Surg **252**：115-123, 2010.
20) 日本肝胆膵外科学会（編）：臨床・病理　胆道癌取扱い規約，第6版．金原出版，2013.

* * *

胆と膵 37巻臨時増刊特大号

胆膵内視鏡自由自在
～基本手技を学び応用力をつける集中講座～
（企画：東京大学消化器内科　伊佐山浩通）

DVD付

巻頭言：胆膵内視鏡治療をいかに学ぶか，教えるか

Ⅰ．内視鏡システムと内視鏡操作に関する基本知識
- 十二指腸鏡の基本構造と手技の関係
- 超音波内視鏡 A to Z
- ERCPにおけるスコープの挿入方法と困難例への対処方法
- 術後再建腸管に対するバルーン内視鏡挿入操作の基本と挿入のコツ

Ⅱ．ERCP関連手技編
◆胆管選択的カニュレーション
- カニュレーション手技の種類と使い分け
- VTRでみせるカニュレーションの基本とコツ（Contrast and Wire-guided）【動画付】
- VTRでみせる術後再建腸管に対するダブルバルーン内視鏡を用いた胆管カニュレーションのコツ【動画付】
- 膵管ガイドワイヤー・ステント留置下カニュレーションの実際とコツ
- VTRでみせる私のカニュレーション戦略とテクニック【動画付】
- Precutの種類と使い分け
- VTRでみせるPrecutの実技とコツ【動画付】
- コラム①：膵癌早期診断プロジェクト

◆乳頭処置
- ESTの基本事項を押さえる
- EST VTRでみせる私のこだわり（1）【動画付】
- EST VTRでみせる私のこだわり（2）【動画付】
- VTRでみせるEST困難例への対応【動画付】
- EPBD～VTRでみせるEPBD後の結石除去手技のコツ～【動画付】
- 内視鏡的乳頭大径バルーン拡張術（EPLBD）の適応と偶発症予防

◆結石除去
- 結石除去・破砕用デバイスの種類と使い分け
- 総胆管結石除去のコツ【動画付】
- 結石破砕と破砕具使用のコツ，トラブルシューティング

◆胆道ドレナージ術
- 閉塞性黄疸の病態と病態に応じた治療戦略
- ステントの種類と使い分け
- VTRでみせるMetallic stentの上手な入れ方【動画付】
- Bridge to Surgery：遠位胆道閉塞
- 非切除悪性遠位胆道閉塞に対するドレナージ戦略
- Bridge to Surgery：悪性肝門部領域胆管閉塞
- 非切除例悪性肝門部胆管閉塞に対するドレナージ戦略
- コラム②：ステント開発よもやま話

◆トラブルシューティング
- ERCP後膵炎への対処と予防
- ステント迷入への対処
- EST後出血への対処と予防
- 穿孔への対処と予防

◆膵管Intervention
- 膵石に対する内視鏡治療
- 膵管ドレナージの適応と手技
- 膵管狭窄困難例への対処

Ⅲ．EUS関連手技編
- 膵領域におけるラジアル式およびコンベックス式EUSの標準描出法
- 胆道系の観察　ラジアル型とコンベックス型の描出法と使い分け
- 胆・膵領域における造影EUS
- EUS-FNAの基本的手技と検体処理
- コラム③：EUS-FNAの本邦導入の経緯

Ⅳ．Interventional EUS
- VTRでみせるEUS-BDの基本手技とコツ【動画付】
- EUS-BDを安全に行うために
- VTRでみせる胆道疾患に対するEUS-RendezvoustechniqueとAntegrade technique【動画付】
- VTRでみせるEUS-GBDの適応と手技のコツ【動画付】
- VTRでみせるEUS-PD and Pancreatic Rendezvous Cannulation【動画付】
- 膵仮性嚢胞・WONの病態と治療戦略―診断，治療法選択，タイミング―
- Endoscopic necrosectomyの基本と手技の工夫
- コラム④：自由自在な胆膵内視鏡のために必要なことは？

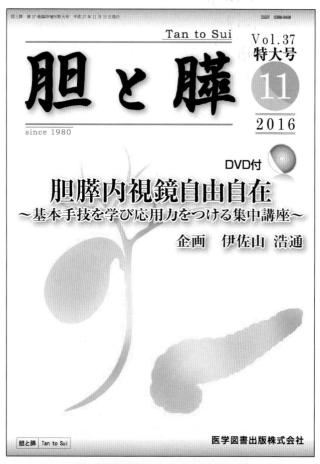

本体価格 5,000円＋税

ホームページでも販売中！ http://www.igakutosho.co.jp　医学図書出版株式会社

特集

胆道癌の薬物療法：Up-to-Date

胆道癌に対するプレシジョン・メディスンの現状と今後の展望

大場　彬博[1]・森実　千種[1]

要約：Precision medicine は，がん薬物療法においても近年もっとも注目されている分野であり，肺癌を代表として臨床応用がなされてきた。一方，胆道癌においては臨床応用に至った事例はこれまでにないものの，魅力的な治療標的が複数存在しており，今後の開発が期待される。一方で，胆道癌自体の特性から治療開発にはいくつかの困難も伴うことが多い。胆道癌におけるprecision medicine の開発には他癌種での成果の応用のみならず，疾患特性を理解した独自の取り組みも，今後重要となってくると考えられる。

Key words：Precision medicine, Next Generation Sequencer, Biliary tract cancer, HER2

I．Precision medicine

2015年1月20日，当時の米国大統領であったオバマ大統領は一般教書演説において precision medicine（精密医療）に言及した。Precision medicine とは，かねてより personalized medicine（個別化医療）とよばれていた内容を具体的に発展させたものであり，患者個々人の遺伝子，環境要因，生活様式などに応じて疾患の予防や治療を行うアプローチ方法を指す。がん薬物療法分野では，分子生物学的検査による個々人の遺伝子プロファイルに基づいて最適な治療選択を行うことをめざしており，生命予後の改善や不要な有害事象への暴露を減らすことが期待されている。

肺癌における EGFR や，乳癌における HER2 などは臨床試験の有効性の結果から臨床応用がなされている precision medicine の代表例といえる。これらのように，以前から特定の疾患の特定の遺伝子異常を標的とした治療開発は試みられてきたわけであるが，近年の革新は次で述べる next generation sequencer（NGS）のような検査法の普及により，多数の遺伝子異常を同時かつ短期間で同定可能となったことがあげられる。

II．Next generation sequencer（NGS）

2000 年代に登場した next generation sequencer（NGS）は遺伝子の塩基配列を決定する装置であり，従来の sequencer と比較して同時に決定可能な塩基配列が桁違いに多いという特徴がある。このため，遺伝子解析に必要な時間と費用が大幅に削減されることとなり，それまで研究用が主であった遺伝子解析が臨床応用されることにつながった。

ターゲットシーケンス遺伝子パネル（以下，遺伝子パネル）は，NGS を用いた特定の遺伝子異常の解析に特化した装置であり，さらに解析時間や費用，必要な検体量の減少が実現し，がん薬物療法分野でも複数の遺伝子パネルが登場してきている。本邦では，現在までのところいずれの遺伝子パネルも臨床研究または先進医療として用いられるのみであるが，米国では 468 遺伝子の解析が可能な MSK-IMPACT が 2017 年 11 月 15 日に，FoundationOne CDx（F1CDx）が 2017 年 11 月 30 日に米国食品医薬品局（FDA）に承認され，F1CDx では 5 癌種（非小細胞肺癌，悪性黒色腫，乳癌，大腸癌，卵巣癌）でコンパニオン診断として利用可能となった。F1CDx は 324 遺伝子の解析が可能な遺

Precision Medicine for Biliary Tract Cancer
Akihiro Ohba et al
1) 国立がん研究センター中央病院肝胆膵内科（〒104-0045 中央区築地 5-1-1）

伝子パネルであり，その他二つの遺伝子ステータス（マイクロサテライト不安定性（microsatellite instability：MSI），腫瘍遺伝子変異量（tumor mutational burden：TMB））についても解析が可能である。

本邦でも遺伝子パネル検査の承認にむけた動きが加速している。2015年からは政府の健康・医療戦略推進本部の下に「ゲノム医療実現推進協議会」が設置，開催されており，がん領域においてもprecision medicineの実現にむけた取り組みが議論されている。また，厚生労働省の「がんゲノム医療推進コンソーシアム懇談会」は2017年6月27日に報告書を取りまとめ，その結果，厚生労働省は2018年4月に遺伝子パネル検査が自施設で完結可能な「がんゲノム医療中核拠点病院」を11病院指定した。また，すでに先進医療としてNCCオンコパネルによる遺伝子パネル検査が開始されており，厚生労働省は遺伝子パネル検査の2019年度保険適用をめざす方針を示している。よって，近日中には本邦でも遺伝子パネル検査が保険診療として日常診療に導入される可能性が高く，検査，結果解釈，治療提供の体制のみならず遺伝子カウンセリングなどの体制整備も急務となってくると考えられる。

III. SCRUM-Japan（GI-SCREEN）

本邦では現在，遺伝子パネル検査は臨床研究や先進医療として各施設や各組織で行われているが，胆道癌を含む最大規模のプロジェクトはSCRUM-Japanと考えられる。SCRUM-Japanは2013年に開始した肺癌の遺伝子スクリーニングネットワーク（LC-SCRUM）と2014年に開始した大腸癌の遺伝子スクリーニングネットワーク（GI-SCREEN）を統合した本邦初の産学連携全国がんゲノムスクリーニングプロジェクトであり，GI-SCREENは2015年に大腸癌以外の消化器がん全体にその範囲を広げ，胆道癌を含む肝胆膵がんは2016年より登録を開始している[1]。肝胆膵がんではこれまでに1,000例以上の登録があり，胆道癌に限定しても400例以上が登録されている。

SCRUM-Japanの遺伝子パネルとしては，現在Oncomine Comprehensive Assay（OCA）が用いられており，161の遺伝子の解析が可能となっている。SCRUM-Japanでは遺伝子異常を同定することのみならず，同定された遺伝子異常を基に治験に登録することによって遺伝子解析の結果に基づいた有効な治療薬を届けることを目的としており，企業治験への誘導のみならず，複数の医師主導治験の立ち上げも行っている。後で述べるように，現在，胆道癌においても医師主導治験の計画があり，遺伝子パネル検査結果が肝胆膵がん領域でも有効な治療薬に結びつくことが期待される。

IV. 胆道癌における precision medicine 開発の特性

肺癌などと比較した胆道癌のprecision medicine開発の特性としてまずあげられるのは，分母となる死亡数や罹患数が少ないことである。本邦における2016年の部位別がん死亡数は，肺癌73,838人（第1位）に対し，胆道癌17,965人（第6位）であった[2]。分母自体が少ないことは，そのうち数十％から時に数％を標的とするprecision medicine開発において，そのまま対象患者数が少ないことを意味している。その結果，利潤を追求する必要のある企業主導開発において，どうしても開発の優先順位が低くなりがちである。この特性からは，胆道癌のprecision medicine開発では，より医師主導開発に求められる役割が大きいといえる。さらに疫学的な特性として，国際的には本邦の罹患率が高いことがあげられる。2005 WHO Mortality Databaseによれば，本邦の胆道癌死亡数が19,392人であったのに対し，米国では6,984人と，米国の3倍弱の死亡数がある。この点からは，他の欧米先進国では治療開発が比較的進みがたく，国際的にも本邦に期待される役割があるものと考えている。また胆道癌では，標準治療とされる1次化学療法の第III相試験における生存期間中央値（MST）が，Gemcitabine＋Cisplatin療法11.7ヵ月（ABC-02試験[3]），Gemcitabine＋S-1療法15.1ヵ月（FUGA-BT試験[4]），と1年前後で予後不良であることも特性といえる。この点は，これまでの開発において化学療法の感受性が比較的低かった結果でもあり，胆道癌は化学療法自体の開発が困難な領域といえる。一方で，これは適切な対象に有効な治療を結びつけることができれば，予後を大幅に改善する可能性を秘めているということでもあり，precision medicine開発により期待が大きい分野とも考えられる。もう一つの特性としては，胆道癌では腫瘍組織の生検の難易度が比較的高い点があげられる。現状のprecision medicineにおける治療標的の同定は，免疫染色（IHC）やin situ hybridization（ISH），NGSなどの腫瘍組織での検討を経て行われることが多く，腫瘍組織採取の困難さは開発の困難さと相関する要素の一つである。胆道癌では，内視鏡的逆行性胆管膵管造影（ERCP）や超音波内視鏡（EUS）の技術を駆使して腫瘍組織採取を行っている。近年のこれらの技術の進歩により，得

られる検体量も増えているものの，経皮生検や消化管内視鏡検査による生検と比較すれば，まだまだ検体量は少ないのが現状であろう。これらの背景からは，胆道癌では，従来の方法以外による治療標的の同定も検討課題といえる。肺癌のEGFR T790M変異検査で導入されたliquid biopsyなどの手法は，腫瘍組織生検が比較的困難な胆道癌において有用である可能性があり，参考になるかも知れない。

　以上のように，胆道癌はprecision medicine開発において，いくつかの他癌種とは異なった特性を有しており，すでに先行開発が進んでいる他癌種に追従するのみならず，疾患特性を重視した更なる工夫が必要である。

V. 胆道癌 precision medicine における治療標的

　化学療法の対象としての胆道癌は，肝内胆管癌，肝外胆管癌，胆嚢癌，乳頭部癌の四つの総称を指す（本邦の癌取扱い規約では，肝内胆管癌は肝癌に分類されるが，化学療法の有効性の観点からは胆道癌に含まれることが一般的である）。

　胆道癌の遺伝子異常について，本邦は国際がんゲノムコンソーシアム（International Cancer Genome Consortium：ICGC）の一環として遺伝子異常の網羅的解析を行い[5]，肝内胆管癌で新規の治療標的となり得るFGFR2融合遺伝子を同定するなど優れた成果を報告してきた[6]。また，胆道癌では，治療標的となりうる遺伝子異常がそれぞれ一定の割合で存在している，という特徴がある。前述のNGSであるFoundationOneを用いた554例の胆道癌の検討では，IDH，FGFR，ERBB2（HER2），PI3KCA，BRAFなどの治療標的となり得る遺伝子異常が数〜20％の割合で報告されている（表1）[7]。この検討からは，IDHやFGFRの異常は肝内胆管癌に多く，ERBB2やPI3KCAの異常は肝外胆管癌や胆嚢癌に多いといった原発部位による遺伝子異常の違いも示されている。本邦のSCRUM-Japanによる，NGSであるOCP（Oncomine Cancer Research Panel）を用いた胆道癌108例の解析では，73例（68％）が解析可能であり，主な原発部位別の遺伝子変異は表2の通りであった。主要な遺伝子増幅（7 copy以上）としてはCDK4/6（4例），EGFR（2例），FGFR3（2例），ERBB2（1例）が認められたが，遺伝子融合は検出されなかった[8]。

　以上のような胆道癌における遺伝子異常の解析から，現在はERBB2（HER2），FGFR2，IDH1，MSI-HまたはdMMRなどが治療標的として注目されており，同時に治療開発が進行中である。FGFR，IDH，MSI-HまたはdMMRについての詳細は他稿に譲り，本稿では以下でHER2における開発の現状と展望について述べる。

VI. HER2陽性胆道癌に対するprecision medicine

　HER2はHER familyに属する細胞膜貫通型の受容体型チロシンキナーゼであり，HER familyはHER1（EGFR），HER2，HER3，HER4に分類される。本来はリガンドが結合することにより，これら受容体はホ

表1　胆道癌の主な遺伝子異常（n=554）

遺伝子異常	肝内胆管癌	肝外胆管癌	胆嚢癌
ERBB2（HER2）	4%	11%	16%
BRAF	5%	3%	1%
KRAS	22%	42%	11%
PI3KCA	5%	7%	14%
FGFR1-3	11%	0%	3%
CDKN2A/B	27%	17%	19%
IDH1/2	20%	0%	0%
ARID1A	18%	12%	13%
MET	2%	0%	1%

表2　SCRUM-Japanで検出された胆道癌（部位別）の主な遺伝子変異（n=73）

	肝内胆管癌（n=31）	肝外胆管癌（n=27）	胆嚢癌（n=10）	乳頭部癌（n=5）
KRAS	32%	26%	20%	40%
TP53	16%	19%	60%	40%
BRAF	0%	3%	0%	20%
PIK3CA	0%	0%	40%	0%
BRCA2	0%	6%	0%	0%
ATM	3%	6%	10%	0%
IDH1	10%	3%	0%	0%
FGFR2/3	6%	0%	0%	20%
ERBB3	3%	10%	0%	0%

モまたはヘテロダイマーを形成し，細胞内情報伝達が開始される．一方で過剰発現した場合，リガンド非依存的に恒常的に活性化が生じる．HER2過剰発現はその下流のHER2関連シグナルであるMAPK経路やPI3K/AKT経路を通じて，細胞増殖やアポトーシス抑制を誘導し，腫瘍増殖に関与する．

乳癌および胃癌においては，15～25％のHER2過剰発現が認められることから，HER2を標的とする治療開発が行われてきた．乳癌においては，H0648g試験[9]およびM77001試験[10]において，1次治療における標準的な殺細胞性抗癌剤に対し，生存期間においてHER2に対するモノクローナル抗体薬であるTrastuzumabの上乗せ効果が示された．また，CLEOPATRA試験[11]により，殺細胞性抗癌剤＋Trastuzumabにさらに同様のモノクローナル抗体薬であるPertuzumabを上乗せすることで生存期間が長くなることが示された．その他，乳癌の2次治療以降では，EGF100151試験[12]においてHER2を含むチロシンキナーゼ阻害薬であるLapatinibの，EMILIA試験[13]においてHER2に対する抗体薬物複合体（ADC）であるT-DM1の生存期間における有効性がそれぞれ示されている．胃癌においても，標準的な殺細胞性抗癌剤に対するTrastuzumabの上乗せ効果を検証するToGA試験[14]が行われ，同様に生存期間における有効性が示されている．これらの結果から，本邦においてはHER2阻害薬としてはTrastuzumabが乳癌および胃癌に対し，Pertuzumab，Lapatinib，T-DM1が乳癌に対し，それぞれ保険適用となっている．また，その他複数の癌種でもHER2を標的とした治療開発が進行している．

胆道癌においても報告によりばらつきはあるものの，10～30％程度がHER2陽性と考えられ，有望な治療ターゲットの一つである．胆道癌におけるHER2阻害の有効性を示す前臨床試験や症例報告は複数報告されており，少数例ではあるものの臨床試験の結果も報告されている．53例の胆道癌患者をFluorescence in situ hybridization（FISH）法でスクリーニングしHER2陽性であった4例にTrastuzumabを投与した第Ⅱ相試験では，抗腫瘍効果が評価可能な3例のうち1例が完全奏効（CR），1例が部分奏効（PR）であった（NCT00478140）．もう一つはMyPathway試験であり，同試験では複数の固形癌を対象にNGSを用いて複数の遺伝子異常のスクリーニングを行い，それぞれに対して分子標的薬の有効性を評価するBasket型の臨床試験で，HER2陽性胆道癌コホートにおいてTrastuzumab＋Pertuzumab併用療法の奏効割合は37.5％（8例中3例）であった[15]．以上から少数例ではあるものの，HER2陽性胆道癌に対するHER2阻害薬による治療は有効である可能性が高いと考えられる．現在，われわれもSCRUM-Japanの枠組みを利用してHER2陽性（ERBB2増幅）胆道癌に対するHER2阻害薬の医師主導治験を計画し，治験開始への準備を進めており，2019年度の患者登録開始をめざしている．

まとめ

2019年度にはNGSによる遺伝子パネル検査が保険診療として日常診療に登場する可能性が高く，precision medicineは未来の医療から現実の診療へと変化することになる．胆道癌におけるprecision medicine開発は，近年その試みは行われてきているものの，少なくとも本邦においていまだに実用化に至った事例はない．他癌種での成果や取り組みを参考に，更なる開発の促進をめざすことは勿論のこと，本領域の特性を考慮した独自の開発戦略も重要となってくると考えられる．前述した，胆道癌の特性である予後不良な点を考えれば，一刻も早い有効な新規薬剤の登場が望まれており，更なる治療開発の促進が期待される．

参考文献

1) 国立がん研究センター東病院「SCRUM-Japan」．http://www.scrum-japan.ncc.go.jp
2) 国立がん研究センターがん情報サービス「がん登録・統計」
3) Valle J, Wasan H, Palmer DH, et al.：Cisplatin plus gemcitabine versus gemcitabine for biliary tract cancer. N Engl J Med 362：1273-1281, 2010.
4) Morizane C, Okusaka T, Mizusawa J, et al.：Randomized phaseⅢ study of gemcitabine plus S-1 combination therapy versus gemcitabine plus cisplatin combination therapy in advanced biliary tract cancer：A Japan Clinical Oncology Group study（JCOG1113, FUGA-BT）. J Clin Oncol 36：205, 2018.
5) Nakamura H, Arai Y, Totoki Y, et al.：Genomic spectra of biliary tract cancer. Nat Genet 47：1003-1010, 2015.
6) Arai Y, Totoki Y, Hosoda F, et al.：Fibroblast growth factor receptor 2 tyrosine kinase fusions define a unique molecular subtype of cholangiocarcinoma. Hepatology 59：1427-1434, 2014.
7) Javle M, Bekaii-Saab T, Jain A, et al.：Biliary cancer：Utility of next-generation sequencing for clinical management. Cancer 122：3838-3847, 2016.
8) Ueno M, Morizane C, Kawamoto Y, et al.：The Nationwide Cancer Genome Screening Project in

Japan, SCRUM-Japan GI-screen: Efficient identification of cancer genome alterations in advanced biliary tract cancer. Ann Oncol **28** (suppl): v209-v268, 2017.
9) Slamon DJ, Leyland-Jones B, Shak S, et al.: Use of chemotherapy plus a monoclonal antibody against HER2 for metastatic breast cancer that overexpresses HER2. N Engl J Med **344**: 783-792, 2001.
10) Marty M, Cognetti F, Maraninchi D, et al.: Randomized phase II trial of the efficacy and safety of trastuzumab combined with docetaxel in patients with human epidermal growth factor receptor 2-positive metastatic breast cancer administered as first-line treatment: the M77001 study group. J Clin Oncol **23**: 4265-4274, 2005.
11) Baselga J, Cortés J, Kim S-B, et al.: Pertuzumab plus trastuzumab plus docetaxel for metastatic breast cancer. N Engl J Med **366**: 109-119, 2012.
12) Geyer CE, Forster J, Lindquist D, et al.: Lapatinib plus capecitabine for HER2-positive advanced breast cancer. N Engl J Med **355**: 2733-2743, 2006.
13) Verma S, Miles D, Gianni L, et al.: Trastuzumab emtansine for HER2-positive advanced breast cancer. N Engl J Med **367**: 1783-1791, 2012.
14) Bang Y-J, Van Cutsem E, Feyereislova A, et al.: Trastuzumab in combination with chemotherapy versus chemotherapy alone for treatment of HER2-positive advanced gastric or gastro-oesophageal junction cancer (ToGA): a phase 3, open-label, randomised controlled trial. Lancet **376**: 687-697, 2010.
15) Hainsworth J, Meric-Bernstam F, Swanton C, et al.: Targeted therapy for advanced solid tumors based on molecular profiles: Early results from MyPathway, an open-label, phase IIa umbrella basket study. J Clin Oncol **34** (suppl): LBA11511, 2016.

* * *

監修：日本消化器内視鏡学会

上部・下部消化管内視鏡スクリーニング検査を行う
すべての医療従事者のマニュアル本として…

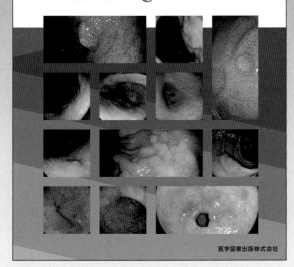

上部消化管内視鏡スクリーニング検査マニュアル

A4版　フルカラー
定価：（本体 4,800 円 + 税）
ISBN：978-4-86517-216-4

下部消化管内視鏡スクリーニング検査マニュアル

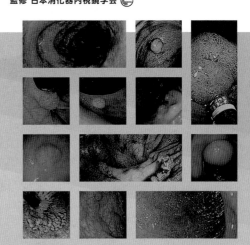

A4版　フルカラー
定価：（本体 4,800 円 + 税）
ISBN：978-4-86517-268-3

詳しくは▶URL：http://www.igakutosho.co.jp　または、医学図書出版 で 検索

医学図書出版株式会社

〒113-0033　東京都文京区本郷 2-27-18（本郷 BN ビル 2 階）
TEL：03-3811-8210　FAX：03-3811-8236
URL：http://www.igakutosho.co.jp
E-mail：info@igakutosho.co.jp

特集

胆道癌の薬物療法：Up-to-Date

胆道癌におけるFGFR融合遺伝子と薬物療法

尾阪　将人[1]

要約：遺伝子の網羅的な解析により，個人の遺伝子プロファイルに基づいて最適な治療選択を行うことが臨床応用されつつある。胆道がんにおいては，いまだ臨床応用には至っていないが，胆道癌遺伝子変異の網羅的解析により新治療標的となりうるFGFR2融合遺伝子が同定されるなど，遺伝子解析結果に基づいた治療開発が進みつつある。本稿では，胆道癌におけるFGFR2融合遺伝子と同変異を標的とした薬物療法の開発状況について概説する。

Key words：胆道癌，FGFR2融合遺伝子，化学療法

はじめに

切除不能胆道癌は，ゲムシタビン＋シスプラチン併用療法（GC療法）が標準治療として確立しているものの，生存期間中央値が12ヵ月程度と予後不良の難治癌である。GC療法登場後，さまざまな新規治療開発が行われてきたが，新たな標準治療は登場していない。

一方，肺癌や乳癌などでは，個人の遺伝子プロファイルに基づいて最適な治療選択を行うことが臨床応用されつつある。胆道癌では，いまだ臨床応用には至っていないが，遺伝子変異の網羅的解析により新治療標的となりうるFGFR2融合遺伝子が同定されるなど，臨床応用が期待される成果が報告されるようになってきた。

本稿では，胆道癌におけるFGFR融合遺伝子と薬物療法の開発状況について概説する。

Ⅰ．FGFRとは

FGFRファミリーは，細胞外リガンド結合ドメイン，単一の膜貫通ドメイン，細胞内チロシンキナーゼ

Fibroblast Growth Factor Receptor 2 Fusions as a Target for Treating Cholangiocarcinoma
Masato Ozaka
1) がん研有明病院肝胆膵内科（〒135-8550 江東区有明3-8-31）

ドメインを有する四つの受容体（FGFR1，FGFR2，FGFR3，およびFGFR4）から成る[1]。細胞外領域には3個の免疫グロブリン様ドメイン（Ig）が存在し，N末端側の最初のIg様ドメイン（IgⅠ）と2番目のIg様ドメイン（IgⅡ）の間には8個の酸性アミノ酸からなるアシッドボックスが存在している[2〜4]。また3番目のIg様ドメイン（IgⅢ）はFGFR1，FGFR2，FGFR3では遺伝子上に3種類のエクソン（Ⅲa，Ⅲb，Ⅲc）が存在している。ⅢaはⅢ番目のIg様ドメインのN末端側半分をコードし，ⅢbとⅢcはC末端側半分をコードしているが，ⅢbとⅢcは細胞特異的な選択的スプライシングが起こることによってリガンド特異性に大きく影響を及ぼすことが報告されている[3,5]。細胞膜貫通領域は疎水性アミノ酸によって構成され，細胞内領域はチロシンキナーゼドメインとチロシンキナーゼ挿入ドメインより構成されている。4種類の遺伝子が同定され（FGFR1〜4）遺伝子ファミリーを形成している。18の線維芽細胞増殖因子（FGF）リガンドは，canonical FGFとhormonal FGFに分けられ，FGFRと結合して受容体二量体化，キナーゼドメインの活性化，および受容体のリン酸基転移を生じる[6]。のちにシグナル伝達はFGFR基質2のような基質蛋白のリン酸化を通して生じ，RAS-MAPキナーゼ経路およびPI3キナーゼ-B経路と，プロテインキナーゼC経路を活性化するホスホリパーゼを活性化する。このように，FGFR経路の活性化により細胞の増殖，生存，および遊走が促進される[7]。

FGFRの調整障害が，癌の発症および進行を引き起

こすことが知られており，FGFR1，FGFR2，およびFGFR3における遺伝子変異が多くの腫瘍で報告されている[8,9]。これらの遺伝子変異は活性化突然変異，転座，および遺伝子増幅があり，受容体のリガンド非依存性の活性化やFGFRを通した異常なリガンド依存性シグナル伝達を生じる。

II．FGFR2融合遺伝子

FGFR2は線維芽細胞増殖受容体（FGFR）をコードする遺伝子の一つであり，胆道癌の一部にFGFR2融合遺伝子を認めることがはじめて報告された。

2012年にSinghら[10]が高速シーケンサーを用いた全トランスクリプトーム解析により，膠芽腫患者の腫瘍組織の3.1％（3/97）にFGFR（FGFR1またはFGFR3）とTACC（transforming acid coiled coil）の融合遺伝子が認められたと報告した。また，2013年にはWilliamsら[11]が膀胱癌の細胞株43個中4個にFGFR3-TACC3およびFGFR3-BAIAP2L1（BAI1-associated protein 2-like 1）融合遺伝子を報告した。

Wuら[12]は臨床検体を用いたシークエンスプログラム（Michigan Oncology Sequencing Program：MI-ONCOSEQ）に参加した100名以上の癌患者の臨床検体でRNA-Seqにおけるpaired-endシークエンスを行い，胆道癌を含む多癌種でFGFR1〜3とそれぞれ融合する複数の融合遺伝子の存在を報告した。

Araiら[13]は，高速シーケンサーを用いた全トランスクリプトーム解析で，日本人胆道癌102名（肝内胆管癌66名，肝外胆管癌36名）の全RNA解読を行った。その結果，7名の肝内胆管癌患者の組織においてFGFR2-AHCYL1の融合遺伝子が，2名の肝内胆管癌患者にFGFR2-BICC1の融合遺伝子が生じていることを発見した（肝内胆管癌の13.6％）。これらの融合遺伝子はKRAS変異（19/102：17.8％）やBRAF変異（1/102：1％）と排他的であった。

また，Jusakul[14]は，国際がんゲノムコンソーシアムにおいて世界10ヵ国（日本・シンガポール・タイ・中国・台湾・韓国・ルーマニア・イタリア・フランス・ブラジル）から収集された胆道癌489症例について，ゲノム・エピゲノム・遺伝子発現に関する包括的なシークエンス解析を行い7種のFGFR2，FGFR3融合遺伝子を同定し報告している。

III．FGFR2阻害剤

選択的FGFR阻害剤による500を超える腫瘍細胞系の大規模スクリーニングから，全細胞のごく一部（5.9％）のみがFGFR阻害に感度が良好であることが証明され，増殖が抑制された細胞系は変異FGFRが極めて豊富に含まれていた[15]。これらの結果から，FGFR阻害剤はFGFRが活性化された癌を標的にする作用機序で有効であることが証明されている。これらのデータは，FGFR阻害剤の効果が出現する可能性がある患者を識別するためには，腫瘍における，特異的なFGFR変異に関する分子ベース，遺伝子ベース，または蛋白ベースでの診断検査に基づいた選択が重要であることを意味する。

さらにFGFR2-AHCYL1融合遺伝子およびFGFR2-BICC1融合遺伝子は，マウス3T3線維芽細胞に遺伝子導入すると形質転換し，軟寒天中で足場非依存性に増殖することや，その遺伝子導入した細胞をヌードマウスの皮下に接種すると明瞭な皮下腫瘍を形成することが示され，FGFR2融合キナーゼが強いがん化能を有することが確認されている。さらに，FGFR2チロシンキナーゼ活性の阻害効果をもつNVP-BGJ398，PD173074を使用した *in vitro* の実験では，FGFR2-AHCYL1およびFGFR2-BICC1の発現によってもたらされる増殖能はこれらの化合物で抑制されることや，FGFR2-AHCYL1融合遺伝子陽性細胞ではリン酸化MAPKが活性化されており，これらの化合物で抑制されることもウェスタンブロット法で確認されている。

以上のように胆道癌において，FGFR異常は重要な標的と考えられている。とくにFGFR2転座は胆道癌でもっとも多いFGFR異常であり，前述のような背景をもとにFGFR2融合遺伝子を標的とした治療開発が進行している。

1．BGJ398試験

FGFR遺伝子異常を有する標準化学療法無効な胆道癌患者を対象とした，汎FGFR阻害剤であるBGJ398の第II相試験が報告されている[16]。FGFR遺伝子変異を有する切除不能胆道癌患者61例が登録された（FGFR2融合遺伝子症例：48例）。主要評価項目である奏効割合は14.8％（FGFR2融合遺伝子症例では18.8％），病勢制御割合は75.4％であった（FGFR2融合遺伝子症例では83.3％）。無増悪生存期間中央値は5.8ヵ月（95％信頼区間　4.3-7.6ヵ月）であった。主な有害事象は高リン血症，疲労，口内炎であった。

高リン酸血症については，ホルモンFGFリガンドはリン酸塩，およびビタミンDに関係する代謝経路の調節に関与するためとされている。FGF23シグナル伝達経路の遺伝的欠損はリン酸代謝障害を引き起こし，FGF23経路における機能獲得変異は低リン酸性くる

病をきたす。

2．TAS120

TAS120は高度選択的に共有結合する汎FGFR阻害剤である。FGF/FGFRに異常があり，標準治療の選択肢がない進行固形癌患者を対象にした第I相試験が報告されている[17]。

第I相試験全体では132人の固形癌患者が登録され，このうちFGF/FGFRに異常を有する胆道癌患者は45人であった。FGFR2遺伝子の融合があったのが28人（62.2％）で，17人（38％）はその他のFGF/FGFRの異常を有していた。奏効割合は25％，病勢制御割合は78.6％であった。特筆すべきはFGFR阻害剤の投与歴のあった患者でも3人PRが得られたことである。これはTAS120が高度選択的に共有結合する汎FGFR阻害剤であることに起因するとされており，今後，他のFGFR阻害剤無効例に対する治療薬としても期待されている。

FGFR2融合遺伝子があった患者における治療期間中央値は7.4ヵ月（95％信頼区間：4.8-NE）であった。

主な有害事象は，高リン酸血症（80.0％），AST上昇（35.6％），便秘（37.8％）だった。グレード3以上の治療関連副作用が51.1％で発現し，もっとも多かったのは高リン酸血症で22.2％に認められた。この結果をうけ，FGF/FGFRに異常を有する胆道癌患者を対象とした第II相試験が行われている。

3．INCB054828（Pemigatinib）

INCB054828はFGFR1, 2, 3のキナーゼ活性の強力な阻害剤であり，現在第I/II相試験が日本国内の施設も含めて進行中である。

4．ARQ087（Derazantinib）

ARQ087は経口FGFR阻害剤であり，第I/II相試験の結果が報告されている。

FGFR遺伝子異常を有する標準化学療法無効な胆道癌患者を対象とした第I/II相試験が報告されている[18]。FGFR遺伝子変異を有する切除不能胆道癌患者35例が登録された（FGFR2融合遺伝子症例：29例）。主要評価項目である奏効割合はFGFR2融合遺伝子症例で21％，病勢制御割合は83％であった。

まとめ

胆道癌においても本稿のFGFRをはじめ，さまざまな分子標的が同定され，それぞれに基づいた個別化治療の可能性が検討されはじめている。

FGFR2融合遺伝子を標的とした治療開発は，有望な結果が報告されており，今後の治療開発に期待したい。

参考文献

1) Johnson DE, Williams LT：Structural and functional diversity in the FGF receptor multigene family. Adv Cancer Res **60**：1-41, 1993.
2) Miki T, Bottaro DP, Fleming TP, et al.：Determination of ligand-binding specificity by alternative splicing：two distinct growth factor receptors encoded by a single gene. Proc Natl Acad Sci U S A **89**：246-250, 1992.
3) Chellaiah AT, McEwen DG, Werner S, et al.：Fibroblast growth factor receptor（FGFR）3. Alternative splicing in immunoglobulin-like domain III creates a receptor highly specific for acidic FGF/FGF-1. J Biol Chem **269**：11620-11627, 1994.
4) Johnson DE, Lu J, Chen H, et al.：The human fibroblast growth factor receptor genes：a common structural arrangement underlies the mechanisms for generating receptor forms that differ in their third immunoglobulin domain. Mol Cell Biol **11**：4627-4634, 1991.
5) Werner S, Duan DS, de Vries C, et al.：Differential splicing in the extracellular region of fibroblast growth factor receptor 1 generates receptor variants with different ligand-binding specificities. Mol Cell Biol **12**：82-88, 1992.
6) Eswarakumar VP, LAX I, Schlessinger J：Cellular signaling by fibroblast growth factor receptors. Cytokine Growth Factor Rev **16**：139-149, 2005.
7) Dailey L, Ambrosetti D, Mansukhani A, et al.：Mechanisms underlying differential responses to FGF signaling. Cytokine Growth Factor Rev **16**：233-247, 2005.
8) Knights V, Cook SJ：De-regulated FGF receptors as therapeutic targets in cancer. Pharmacol Ther **125**：105-117, 2010.
9) Turner N, Grose R：Fibroblast growth factor signaling：from development to cancer. Nat Rev Cancer **10**：116-129, 2010.
10) Singh D, Chan JM, Zoppoli P, et al.：Transforming fusions of FGFR and TACC genes in human glioblastoma. Science **337**：1231-1235, 2012.
11) Williams SV, Hurst CD, Knowles MA：Oncogenic FGFR3 gene fusions in bladder cancer. Hum Mol Genet **22**：795-803, 2013.
12) Wu YM, Su F, Kalyana-Sundaram S, et al.：Identification of targetable FGFR gene fusions in diverse cancers. Cancer Discov **3**：636-647, 2013.
13) Arai Y, Totoki Y, Hosoda F, et al.：Fibroblast growth factor receptor 2 tyrosine kinase fusions define a unique molecular subtype of cholangiocarcinoma. Hepatology **59**：1427-1434, 2014.
14) Jusakul A, Cutcutache I, Yong CH, et al.：Whole-

Genome and Epigenomic Landscapes of Etiologically Distinct Subtypes of Cholangiocarcinoma. Cancer Discov **7**：1116-1135, 2017.
15) Guagnano V, Kauffmann A, Wöhrle S, et al.：FGFR genetic alterations predict for sensitivity to NVP-BGJ398, a selective pan-FGFR inhibitor. Cancer Discov **2**：1118-1133, 2012.
16) Javle M, Lowery M, Shroff RT, et al.：Phase II study of BJG398 in patients with FGFR-Altered advanced cholangiocarcinoma. J Clin Oncol **36**：276-282, 2018.
17) Goyal L, Arkenau H, Tran B, et al.：Early clinical efficacy of TAS-120, a covalently bound FGFR inhibitor, in patients with cholangiocarcinoma. Ann Oncol **28**（suppl 3）：145, 2017.
18) Mazzaferro V, Droz Dit Busset M, EL-Rayes B, et al.：ARQ 087, an Oral Pan-Fibroblast Growth Factor Receptor（FGFR）Inhibitor, in Patients with Advanced Intrahepatic Cholangiocarcinoma（iCCA）with FGFR2 Genetic Aberrations. J Clin Oncol **35**（suppl）：4017, 2017.

*　　*　　*

特集

胆道癌の薬物療法：Up-to-Date

胆道癌におけるIDH変異と薬物療法

池田　公史[1]

要約：IDH1の遺伝子変異が生じると，2-HGとよばれる癌代謝物を産生し，悪性転化する。この変異型IDH1は，肝内胆管癌では10～20%の頻度で認められ，またドライバー癌遺伝子と考えられており，肝内胆管癌に対するよい標的分子と考えられている。変異型IDH1阻害剤であるAG-120は，二次治療以降の胆管癌患者を対象として，奏効割合5%，無増悪生存期間（中央値）3.8ヵ月と報告された。また，癌代謝物である2-HGの血中濃度と組織中濃度の低下が認められ，有効性が示唆された。現在，二次治療以降の胆管癌患者を対象にAG-120とプラセボを比較した第Ⅲ相試験が進行中である。AG-120以外にも，いくつかの変異型IDH1阻害剤の開発が進行中であり，変異型IDH1は肝内胆管癌の標的分子として期待され，臨床開発が進行中である。

Key words：胆道癌，IDH変異，分子標的治療薬

はじめに

癌は，ゲノムの病気といわれており，これまでにBCR-ABL転座を標的としたイマチニブやHER遺伝子増幅を標的としたトラスツズマブなどのように癌ゲノム異常を標的とした新たな治療の開発が盛んに行われている。胆管癌においても，癌細胞に特異的なゲノムを標的とした分子標的治療薬の開発は重要であり，胆道癌のゲノム解読が行われた。胆道癌患者260例（肝内胆管癌145例，肝外胆管癌86例，胆嚢癌29例）の患者の組織のゲノム解読を行った結果[1]，胆道癌の進行に重要な役割を果たす32個の重要なドライバー遺伝子が特定された。肝内胆管癌ではIDH1，EPHA2，BAP1のドライバー遺伝子やFGFR2融合遺伝子，肝外胆管癌ではPRKACA/PRKACB融合遺伝子やELF3，ARID1Bのドライバー遺伝子，胆嚢癌ではEGFR，ERBB3，PTEN，TERTなどのドライバー遺

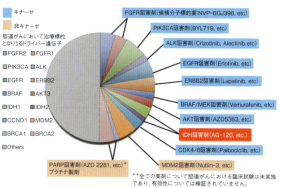

図1　胆道癌における標的となりうるドライバー遺伝子とその阻害剤（文献1より改変）

伝子が同定された。このように，これらのゲノム異常を少なくとも一つもつ腫瘍は胆道癌全体の約40%を占めており，これらのゲノム異常を標的とした分子標的治療薬の開発が期待されている（図1）。この稿では，その中でも，変異型IDH1に対するIDH阻害剤（図1．赤字）について概説する。

Ⅰ．IDH1変異

イソクエン酸デヒドロゲナーゼ1（IDH1）は，細胞内での基本的な代謝経路の一つとなっているイソクエ

IDH Mutation and Molecularly Targeted Agents in Patients with Advanced Cholangiocarcinoma
Masafumi Ikeda
1) 国立研究開発法人国立がん研究センター東病院肝胆膵内科（〒277-8577 柏市柏の葉6-5-1）

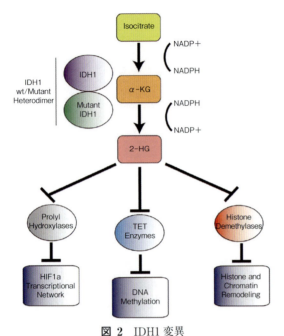

図2 IDH1変異
変異型IDH1を阻害することで，2-HGへのConversionを抑え，癌の増殖抑制効果を示す。
α-KG：α-Keto Glutarate, 2-HG：2-Hydroxyglutarate
（文献5より改変）

表1 IDH1変異の頻度

癌種	IDH1変異
血液腫瘍	
急性骨髄性白血病	7%
骨髄異形成症候群	3%
固形がん	
神経膠腫（Glioma）（Grade 2-3），二次性悪性神経膠腫（Grade 4）	70～80%
一次性悪性神経膠腫	5～10%
軟骨肉腫	45%
肝内胆管癌	10～20%
その他（メラノーマ，大腸癌など）	0.5～2%

文献2～6より作成

ン酸からαケトグルタル酸を作る反応にかかわっている。野生型IDH1はイソクエン酸からα-Keto Glutarate（α-KG）への変換を触媒する一方で，IDH1変異はα-KGから2-Hydroxyglutarate（2-HG）への変換を触媒する。そしてIDH1変異陽性癌では，2-HG濃度が異常に上昇する。2-HGはα-KGと構造的に類似しており，α-KG依存性酵素を阻害することにより，DNAおよびヒストンのメチル化を亢進し，遺伝子の転写を変化させ，細胞の正常な分化を阻害し，最終的に無制限な細胞増殖を誘発する。このように，IDH1変異により媒介される悪性細胞形質転換において重要な役割を果たしていると考えられている[2〜5]（図2）。

このIDH1の遺伝子変異が生じると，2-HGとよばれる癌代謝物を産生し，悪性転化することが判明した。このIDH1の遺伝子変異はドライバー癌遺伝子と考えられており，IDH1阻害剤の有効性が期待されている[2〜5]。このIDH1変異は，さまざまな癌腫において認められているが（表1），とくに，神経膠腫，肝内胆管癌，軟骨肉腫および急性骨髄性白血病などで多く認められており[2〜5]，肝内胆管癌においては，10～20%の症例に認められるといわれている。

変異型IDH1阻害剤は，2-HGの生成を阻害することで，α-KG依存性酵素に対する阻害作用を軽減し，その阻害作用の影響を正常に戻すという機序により抗腫瘍効果を発揮すると考えられている[6]。したがって，IDH変異陽性患者で上昇している癌代謝物である2-HGの血漿中の濃度はIDH阻害剤の投与によって低下するはずであり，この血漿中2-HG濃度の低下が，IDH阻害剤の効果を反映するバイオマーカーになると考えられている[6]。

II. 変異型IDH1阻害剤の臨床成績

IDH1を特異的に阻害する薬剤の開発が，すでに開始されている。変異型IDH1阻害剤であるAG-120（Ivosidenib）は，固形癌に対する第I相試験[6]が行われ，その中の胆管癌の成績が報告されている[7]。AG-120は，経口の変異型IDH1を阻害する薬剤であり，胆管癌を含む固形癌患者を対象として第I相試験が行われた。本試験に登録された固形癌患者168例のうち，胆管癌患者は73例［肝内胆管癌患者65例（89%）；肝外胆管癌患者8例（11%）］であった。ゲムシタビンを含むレジメンの治療歴がある患者が71例（97%）であった。

AG-120の主な有害事象は，疲労，悪心，下痢，食欲不振，腹痛，嘔吐などであり，消化器症状を主に認めていた。しかし，Grade 3以上の有害事象は，疲労（2例），ALP上昇（1例），低リン血症（1例）であり，有害事象のために，治療を中止した患者は2例のみであり，忍容性は良好と判断された。

AG-120のwaterfall plotを図3に示す。完全奏効は認めておらず，部分奏効（Partial response：PR）が4例であり，奏効割合は5%であった。安定（Stable disease：SD）は41例（56%），増悪（Progressive disease：PD）は24例（33%）であった。無増悪生存期間（図4）は，中央値3.8ヵ月，6ヵ月38.5%，12ヵ月20.7%であった。PRが得られた症例において，癌代謝物である2-HGの血中濃度と組織中濃度の低下が認

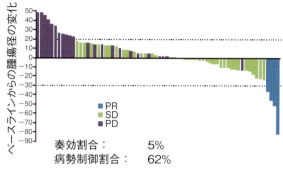

図3 AG-120の第Ⅰ相試験
（胆管癌症例のみ）
Waterfall plots
文献7より引用改変

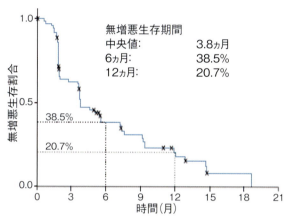

図4 AG-120の第Ⅰ相試験（胆管癌症例のみ）
（文献7引用改変）
無増悪生存期間

表2 現在，進行中の変異型IDH1阻害剤の臨床試験

薬剤名	対象疾患	試験ID
BAY1436032	固形癌	NCT02746081
AG-881	Glioma	NCT02481154
IDH305	固形癌	NCT02381886
DS-1001b	Glioma	NCT03030066
FT-2102	急性骨髄性白血病	NCT02719574

められ，バイオマーカーとして有用であった．AG-120は忍容性も良好で，臨床効果も認められており，AG-120とプラセボを比較した第Ⅲ相試験が計画された．

二次治療以降の胆管癌に対して，AG-120とプラセボを比較する第Ⅲ相試験（ClarIDHy試験：NCT02989857）が計画された[8]．対象は，IDH1変異を有する胆管癌で，ゲムシタビンまたは5-フルオロウラシルを含むレジメンに不応の患者を対象として，AG-120 1回500 mg，1日1回連日経口投与する群とプラセボ群の2：1に割り付けることとなっている．主要評価項目は独立画像判定による無増悪生存期間，副次評価項目は，安全性，奏効割合，全生存期間，QOLなどである．プラセボ群の無増悪生存期間の中央値を3.0ヵ月，ハザード比を0.5と推定し，α 0.025，検出力96%，必要症例数は186例（AG-120群124例，プラセボ群62例）である．2016年12月から登録が開始されており，2019年11月まで症例集積される予定である．

著者の個人的な感想としては，IDH1変異でより効果が得られやすい患者を選択した割には，AG-120の奏効割合が5%と限られており，Waterfall plotでも半数以上が増大傾向を示しており，本当にドライバー遺伝子なのか，有効な標的遺伝子なのか，やや懐疑的な感は否めない．現在，AG-120以外にも，いくつかの変異型IDH1阻害剤の開発が進行中であり（表2），それらの結果も含めて，変異型IDH1が標的分子として有効なのかどうか，判断する必要があると考えている．

まとめ

胆管癌のIDH変異に対する変異型IDH1阻害剤の治療成績，今後の開発の方向性を概説した．現在，AG-120とプラセボを比較した第Ⅲ相試験をはじめ，そのほかの変異型IDH1に対する分子標的治療薬の開発が進行中であり，変異型IDH1は肝内胆管癌の標的分子として期待され，臨床開発が進行中である．

参　考　文　献

1) Nakamura H, Arai Y, Totoki Y, et al.：Genomic spectra of biliary tract cancer. Nat Genet **47**：1003-1010, 2015.
2) Saha SK, Parachoniak CA, Ghanta KS, et al.：Mutant IDH inhibits HNF-4α to block hepatocyte differentiation and promote biliary cancer. Nature **513**：110-114, 2014.
3) Dang L, Yen K, Attar EC：IDH mutations in cancer and progress toward development of targeted therapeutics. Ann Oncol **27**：599-608, 2016.
4) Fujii T, Khawaja MR, DiNardo CD, et al.：Targeting isocitrate dehydrogenase (IDH) in cancer. Discov Med **21**：373-380, 2016.
5) Agnihotri S, Aldape KD, Zadeh G：Isocitrate dehydrogenase status and molecular subclasses of glioma and glioblastoma. Neurosurg Focus **37**：E13, 2014.
6) Popovici-Muller J, Lemieux RM, Artin E, et al.：Discovery of AG-120 (Ivosidenib)：A First-in-Class Mutant IDH1 Inhibitor for the Treatment of IDH1 Mutant Cancers. ACS Med Chem Lett **9**：300-305, 2018.
7) Lowery M, Abou-Alfa G, Burris H, et al.：Phase I

study of AG-120, an IDH1 mutant enzyme inhibitor : Results from the cholangiocarcinoma dose escalation and expansion cohorts. J Clin Oncol **35** (suppl) : 4015, 2017.
8) Lowery MA, Abou-Alfa GK, Valle JW, et al. : ClarIDHy : A phase 3, multicenter, randomized, double-blind study of AG-120 vs placebo in patients with an advanced cholangiocarcinoma with an IDH1 mutation. J Clin Oncol **35** (suppl) : 4142, 2017.

* * *

特集

胆道癌の薬物療法：Up-to-Date

胆道癌に免疫チェックポイント阻害薬は有効か？
—現状とこれから—

上野　誠[1]

要約：体内のがんを攻撃する抗腫瘍免疫（Tリンパ球）の不活化ががん増悪の原因であり，この不活化の抑制ががんの治療となる。このコンセプトに基づいた免疫チェックポイント阻害薬は，多くのがん領域で標準治療と位置付けられ，とくに悪性黒色腫，肺癌で急速に開発が進んでいる。胆道癌においては，殺細胞薬の組み合わせが標準治療であり，一部に分子標的薬の早期開発が済んでいるという現状ではあるが，免疫チェックポイント阻害薬の開発も今後，多くの注目を集める可能性がある。現状は，早期の開発しか行われていないが，ペンブロリズマブを中心としたエビデンス，MSI-high 腫瘍などの情報を報告する。また免疫チェックポイント阻害薬の胆道癌の開発で問題となる抗生剤使用，今後の新たな免疫チェックポイント阻害薬の開発の方向性についても紹介したい。

Key words：免疫チェックポイント阻害薬，ペンブロリズマブ，MSI-high 胆道癌

はじめに

免疫チェックポイント阻害薬は，近年，多くのがん領域で標準治療と位置付けられ，治療成績の向上につながっている。胆道癌では，現時点，保険承認は得られていないが，早期開発は進んでおり，今後の可能性や，現状の問題点について解説する。

I．免疫チェックポイント阻害薬とは

免疫チェックポイント阻害薬とは，がん細胞を攻撃するTリンパ球上の免疫チェックポイント分子の結合を阻害することで，Tリンパ球の活性を維持し，抗腫瘍効果を発揮する薬剤である。免疫チェックポイント分子としては，Programmed cell death-1（PD-1）やcytotoxic T lymphocyte antigen（CTLA）-4が標的であり，免疫チェックポイント阻害薬として，複数の薬剤が開発されている（図1）。2014年にニボルマブが悪性黒色腫に本邦で承認されて以後，種々の免疫チェックポイント阻害薬が，非小細胞肺癌，腎癌，頭頸部癌などに承認されている。

免疫チェックポイント阻害薬の有効性は，腫瘍の縮小割合は限られても，その効果が長期に持続する症例が存在することが特徴であり，生存曲線が途中から横ばいになる臨床試験も多数認められている。副作用としては，甲状腺機能異常，大腸炎，肺障害など自己免疫機序による特異的な事象が出現し，ステロイドや免疫抑制剤を用いるが，従来の殺細胞薬と異なり，悪心，嘔吐，骨髄抑制などはまれである。前述した非小細胞肺癌，悪性黒色腫など多くの領域で標準治療として位置付けられていて，近年は，免疫チェックポイント阻害薬の併用，殺細胞薬，分子標的薬との併用など，次世代の治療開発も盛んに行われている[1,2]。

Is Immune Checkpoint Inhibitor Effective for Biliary Tract Cancer?—Current Status and Future Perspective—
Makoto Ueno
1) 神奈川県立がんセンター消化器内科（〒241-8515 横浜市旭区中尾2-3-2）

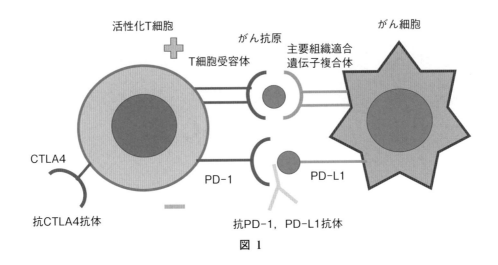

図 1

表 1

KEYNOTE-028 試験　抗腫瘍効果　(n=23)		
最良効果	n	%
CR	0	0
PR	4	17.4
SD	4	17.4
PD	12	52.2
評価不能	3	13

表 2

KEYNOTE-028 試験　副作用　(n=24)	
事象	N (%)
発熱	4 (16.7)
悪心	3 (12.5)
掻痒症	3 (12.5)
貧血	2 (8.3)
無力症	2 (8.3)
便秘	2 (8.3)
下痢	2 (8.3)
甲状腺機能低下症	2 (8.3)
末梢浮腫	2 (8.3)
皮疹	2 (8.3)
嘔吐	2 (8.3)

II. 胆道癌における免疫チェックポイント阻害薬の開発は遅れている

すでに多くの癌種で保険承認されている免疫チェックポイント阻害薬であるが，従来の殺細胞薬の開発とほぼ同様に，第I相試験からII相，III相試験としてステップを踏んで開発されている。前述した多くの領域では，製薬企業が全世界をターゲットとして臨床試験を施行し，世界で同時承認を得るという流れが枠組みとしてできあがっている。免疫チェックポイント阻害薬では，腫瘍変異量が多く免疫チェックポイント阻害薬の高い効果が期待された悪性黒色腫，非小細胞肺癌の順で進んだ開発は，現在，世界的に患者の多い肝細胞癌などに治療開発は広がっている。一方で膵癌においては，早期の開発段階で，免疫チェックポイント阻害薬はほとんど効果が期待できないとされ，開発が進んでいない。胆道癌では，膵癌のように免疫チェックポイント阻害薬の効果がないとはされていないが，開発の進捗には，胆道癌の地理的局在が影響していると思われる。胆道癌は，東アジアや，南米に多く，米国，ヨーロッパでは，希少癌として位置付けられることが多い。そのため，製薬企業の開発優先順位は低く，他の癌種が優先的に開発されている。現状では，胆道癌での免疫チェックポイント阻害薬の開発は遅れていると言わざるをえないが，近年，他癌種での開発がすでに十分に進んだこと，胆道癌の治療開発が日本や韓国を中心としたアジアで十分可能であることが複数の第III相試験の報告によって示されたことにより，免疫チェックポイント阻害薬の開発も，早期試験の段階ではあるが，胆道癌で徐々に始まっている。

III. 胆道癌での臨床試験報告

KEYNOTE-028試験（NCT02054806）においてPD-L1陽性胆道癌のコホートを有するphase Ib試験の結果が報告されている。対象は胆囊癌，肝内，肝外胆管癌の標準治療不応例であり，ペンブロリズマブ10 mg/kgが2週ごとに投与された。PD-L1陽性の判定は，22C3抗体で腫瘍，および間質の細胞膜でのPD-L1発現が1％以上を陽性とした。胆道癌のスクリーニング症例において89例中37例（41.6％）がPD-L1陽性であった。その内24例が本試験に登録された。画像中央判定において，40％が腫瘍縮小傾向を認め，奏効割合は17％であった（表1）。副作用は66.7％の症例で

表 3 胆道癌免疫チェックポイント阻害薬 臨床試験

試験番号	試験相	試験対象	試験治療	試験名
NCT03111732	II	初回治療例	ペンブロリズマブ+CAPOX	
NCT02699515	I	既治療例	M7824	TRAP
NCT02628067	II	既治療例	ペンブロリズマブ	KEYNOTE-158
JapicCTI-132309	I	既治療例	デュルバルマブ+トレメリムマブ	
JapicCTI-153098	I	初回/既治療例	ニボルマブ/GC+ニボルマブ	

認められ，主な副作用は，発熱（16.7%），悪心（12.5%），掻痒症（12.5%）であった（表2）。

2018年にはラムシルマブ+ペンブロリズマブの第I相試験の治療成績が報告された。本試験の主な有害事象は，倦怠感（34.6%），高血圧症（30.8%），悪心（26.9%），下痢（19.2%），甲状腺機能低下症（15.4%）などであり，忍容可能と判断された。一方で，有効性は，奏効割合4%であった。無増悪生存期間は1.6ヵ月，生存期間は6.4ヵ月であり，有効性は限定的であった。

上記試験以外にも，表3のように複数の臨床試験が行われている。とくにニボルマブは2017年4月24日に胆道癌を対象として先駆け審査指定制度の対象として指定を受けており，今後，結果の報告が待たれる。

IV．MSI-high腫瘍での開発

近年，ミスマッチ修復遺伝子欠損を有し，高頻度マイクロサテライト不安定性（MSI-high）を生じた腫瘍では，腫瘍変異量が増加し，免疫チェックポイント阻害薬の有効性が報告されている[3]。すでにFDAは，同腫瘍に対するペンブロリズマブを保険承認し，本邦での承認も検討されている。FDAはペンブロリズマブをMSI-high腫瘍に投与した五つの試験において固形癌患者149人のデータをもとに迅速承認を行った。奏効割合は大腸癌で36%，他の固形癌で46%であった。奏効した患者の78%は，6ヵ月持続的に奏効し，免疫療法に特有の長期奏効が認められている。

ミスマッチ修復遺伝子欠損を遺伝的に有する患者をリンチ症候群とよび，大腸癌の2～4%に存在するとされる。リンチ症候群では，わずかながらに胆道癌，膵癌を合併することも報告されている。また大腸癌では，散発性にMSI-highを有する場合が報告されており，全大腸癌でMSI-highが14～16%に存在すると言われる。胆道癌においても，散発性MSI-high腫瘍の頻度は不明であるが，わずかには存在している可能性がある。他癌種と同様に，MSI-high胆道癌では，免疫チェックポイント阻害薬が治療の重要な選択肢となりえる。

V．抗生剤の影響

免疫チェックポイント阻害薬のバイオマーカーとして，抗生剤の影響が注目されている。腎癌での後ろ向き解析では，治療前1ヵ月以内に抗生剤投与を行った患者において，無増悪生存期間（2.3ヵ月 vs. 8.1ヵ月，$P<0.001$）が有意に不良であったと報告されている[4]。マウスの研究で，腸内細菌と免疫チェックポイント阻害薬の効果の関連が指摘されており，抗生剤が免疫チェックポイント阻害薬の作用にプラスに働く腸内細菌を死滅させている可能性がある。まだ限られたデータではあるが，胆道癌治療においては，胆管炎治療として抗生剤を頻回に使用しており，その影響に注意していく必要がある。

VI．次世代の免疫療法

近年，免疫チェックポイント阻害薬の併用療法の開発が注目されている。肺癌においては，プラチナ製剤+ペメトレキセド+ペンブロリズマブ併用療法が非小細胞癌の1次治療として，FDAで承認された[5]。肝細胞癌では，第I相試験の段階ではあるが，アテゾリズマブ+ベバシズマブやペンブロリズマブ+レンバチニブなどの免疫チェックポイント+血管新生阻害薬において5割に近い高い奏効割合が報告されている[6,7]。胆道癌においても，免疫チェックポイント阻害薬単剤での効果は，限られている可能性が高く，殺細胞薬や分子標的薬による新たな併用療法は，非常に期待される治療である。

VII．治療開発の課題

胆道癌の免疫チェックポイント阻害薬開発は，徐々には進行しているが，企業の優先順位も低く，その機会は限られている。限られた機会を有効に活かすためには，バイオマーカーの開発が急務である。現在，組織におけるPD-L1発現が注目されるが，十分とはい

えず，組織，血液での新たなバイオマーカーの開発が望まれる。

まとめ

胆道癌における免疫チェックポイント阻害薬開発の現状および今後の方向性について解説した。胆道癌の免疫チェックポイント阻害薬の開発は，症例の多いアジア，とくに日本を中心にエビデンスを構築していく必要のある領域であり，多くの臨床試験が進行することが期待される。

参考文献

1) Robert C, Schachter J, Long GV, et al.: Pembrolizumab versus Ipilimumab in Advanced Melanoma. N Engl J Med **372**: 2521-2532, 2015.
2) Borghaei H, Paz-Ares L, Horn L, et al.: Nivolumab versus Docetaxel in Advanced Nonsquamous Non-Small-Cell Lung Cancer. N Engl J Med **373**: 1627-1639, 2015.
3) Le DT, Uram JN, Wang H, et al.: PD-1 Blockade in Tumors with Mismatch-Repair Deficiency. N Engl J Med **372**: 2509-2520, 2015.
4) Derosa L, Routy B, Enot D, et al.: Impact of antibiotics on outcome in patients with metastatic renal cell carcinoma treated with immune checkpoint inhibitors. J Clin Oncol **35** (suppl): 462, 2017.
5) Gandhi L, Rodriguez-Abreu D, Gadgeel S, et al.: Pembrolizumab plus Chemotherapy in Metastatic Non-Small-Cell Lung Cancer. N Engl J Med **378**: 2078-2092, 2018.
6) Stein S, Pishvaian MJ, Lee M, et al.: Safety and clinical activity of 1L atezolizumab+bevacizumab in a phase Ib study in hepatocellular carcinoma (HCC). J Clin Oncol **36** (suppl): 4074, 2018.
7) Ikeda M, Sung MW, Kudo M, et al.: A phase 1b trial of lenvatinib (LEN) plus pembrolizumab (PEM) in patients (pts) with unresectable hepatocellular carcinoma (uHCC). J Clin Oncol **36** (suppl): 4076, 2018.

* * *

◆ 症例 ◆

囊胞内出血により急性腹症を呈した脾内膵仮性囊胞の1例

宮田　隆司[1]・藤原　優太[1]・西島　弘二[1]・二上　文夫[1]・中村　　隆[1]・高村　博之[2]

要約：膵仮性囊胞が脾内に進展することはまれである。今回，囊胞内出血により急性腹症をきたした脾内膵仮性囊胞の1例を経験した。患者は60歳，男性。急性膵炎の既往があり，慢性膵炎と2.5 cm大の膵尾部仮性囊胞に対して通院中であった。経過観察CTで仮性囊胞は3.5 cm大に増大し，さらに同囊胞から連続し脾内へ進展する3.5 cm大の囊胞を認めたが，無症候性であり経過観察とした。1ヵ月後，急激な左上腹部痛を主訴に来院し，血液検査で貧血を認めた。CTで脾囊胞は14 cm大に増大し，囊胞内に出血と考える高濃度域を認めた。保存的治療を行ったが，腹痛は持続し，囊胞の縮小も認めなかったため，膵体尾部切除，脾臓摘出術を行った。囊胞内容物のアミラーゼ値は24,990 IU/Lであった。膵炎患者では，脾内膵仮性囊胞が発生する可能性があること，そして囊胞内出血による急性症状を認める可能性を念頭に診療にあたることが重要と考えた。

Key words：脾内膵仮性囊胞，慢性膵炎，囊胞内出血

はじめに

膵炎に由来した脾内膵仮性囊胞の症例はまれである。今回，われわれは脾内膵仮性囊胞の経過観察中に，囊胞内出血を認め急性腹症を呈した極めてまれな1例を経験したので報告する。

I. 症　例

患者：60歳，男性。
主訴：左上腹部痛。
既往歴：40歳時に胃癌に対して幽門側胃切除術を受けた。55歳から糖尿病を指摘されている。腹部外傷歴は認めない。

A Case of Intrasplenic Pancreatic Pseudocyst Presenting with Acute Pain Due to Intracystic Hemorrhage
Takashi Miyata et al
1) 金沢赤十字病院外科（〒921-8162 金沢市三馬2-251）
2) 金沢大学消化器・腫瘍・再生外科学
論文採択日　2018年9月11日

嗜好歴：飲酒3合/日（57歳より禁酒），喫煙20本/日（57歳より禁煙）。
現病歴：2012年，2014年に急性膵炎に対して当院内科に入院歴がある。以降，外来で慢性膵炎，膵尾部仮性囊胞に対して経過観察中であった。2017年の経過観察腹部CTで，膵尾部仮性囊胞から連続し脾内に進展する新規の囊胞性病変を認めたが，無症候性であり経過観察とした。1ヵ月後，急激な左上腹部痛を認め当院救急外来を受診した。
入院時現症：身長169.0 cm，体重67.9 kg，体温36.5度，血圧137/85 mmHg，脈拍90/分。腹部は上腹部正中切開の手術瘢痕を認め，平坦，軟，左季肋部に圧痛を認めた。筋性防御は認めなかった。
入院時血液検査所見：Hb 10.5/dL，CRP 19.3 mg/dLと，貧血と炎症反応の上昇を認めた。他は膵酵素，腫瘍マーカーを含め正常範囲であった。
腹部造影CT検査（7ヵ月前）：膵実質は石灰化を伴い辺縁は凹凸不整であり，主膵管には不規則な拡張を認めた。さらに膵尾部に2.5 cm大の仮性囊胞を認めた（図1a）。
腹部造影CT検査（1ヵ月前）：膵尾部に認めた仮性囊胞は3.5 cm大に増大を認め（図1b），同囊胞から連続して脾内に3.5 cm大の分葉状の囊胞を認めた（図1c）。
腹部造影CT検査（受診時）：脾内に認めた囊胞が14

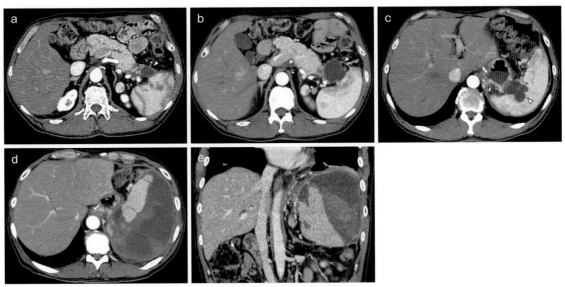

図1 造影CT検査所見
a：7ヵ月前 膵尾部に約2.5 cm大の仮性膵囊胞（矢頭）を認めた。脾臓内には病変は認めない。
b：1ヵ月前① 膵尾部仮性囊胞は約3.5 cmへ増大している（矢頭）。
c：1ヵ月前② 膵尾部の囊胞から連続し脾内へ進展する約3.5 cm大の囊胞を認める（矢頭）。
d：受診時① 脾内の囊胞は14 cm大に増大し，内部に出血と考える高濃度域を認める。
e：受診時② 囊胞は横隔膜と広範に接しており，脾臓実質は内側へ圧排されていた。

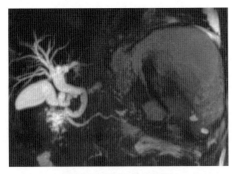

図2 MRCP検査所見
主膵管と脾内囊胞との間に明らかな交通は認めない。

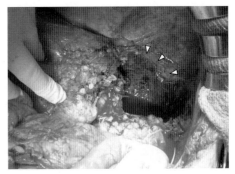

図3 手術所見
囊胞は横隔膜と後腹膜に広範に癒着していたため，囊胞壁を切開し，後腹膜側に囊胞壁の一部が残るような形で（矢頭），膵体尾部切除，横行結腸部分切除を施行した。

cm大に増大し，腹側尾側への脾臓実質の偏位を認め，周囲脂肪織濃度が上昇していた。また囊胞内には出血と思われる高濃度域を認めた（図1d, e）。少量の腹水も認めたが，造影剤の明らかな血管外漏出は認めなかった。

MRCP検査：主膵管は広狭不整であるが，脾内の囊胞との明らかな交通は認めなかった（図2）。

入院後経過：脾内に進展した膵仮性囊胞に囊胞内出血が合併し，急性腹症を呈した状態と診断した。画像上，少量の腹腔内出血も疑われたが，血圧，脈拍は安定しており，絶食と抗菌薬投与による保存的治療を選択した。入院後，貧血の進行は認めず，炎症の改善も認めたが，腹部圧痛所見は持続し，入院後12日目の腹部造影CT検査でも囊胞の縮小は認めなかった。今後，再出血を生じる可能性も考慮し，入院後16日目に手術の方針とした。

手術所見：L字切開で開腹すると，脾囊胞は膵尾部と連続し，脾臓は被膜下血腫を形成していた。脾囊胞は横隔膜や後腹膜，横行結腸と強い癒着を認め，剥離が困難なため，囊胞壁を切開し，後腹膜側に囊胞壁の一部を残す形で膵体尾部切除，横行結腸部分切除を施行した（図3）。

手術標本：囊胞壁は脾実質と連続し，脾実質と同様な肉眼所見であった（図4）。囊胞内容液は凝血塊を含む血性成分であった。細胞診はgroup 1，細菌培養は

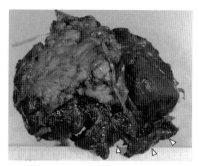

図4 切除標本所見
脾実質と連続し囊胞壁を認める（矢頭）。

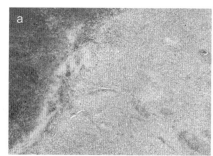
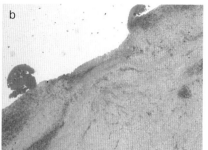

図5 病理組織学的所見
a：囊胞壁の周囲には強い炎症細胞の浸潤と肉芽を伴った組織を認める（HE×40）。
b：囊胞壁内腔側には明らかな上皮細胞は認めない（HE×40）。

陰性，囊胞液アミラーゼ値は24,990 IU/L であった。

病理組織学的所見：背景膵は慢性膵炎の所見であった。囊胞は脾実質に接して存在し，出血や硝子化，コレステロール血症などの炎症性浸出物を伴った結合織からなっていた。また囊胞壁に内皮細胞は認めず，仮性囊胞であった（図5a，b）。なお，囊胞壁内やその周囲に膵組織の存在は明らかではなかった。

術後経過：合併症は認めず，第17病日に退院となった。

II．考　察

膵仮性囊胞は，急性膵炎や慢性膵炎の経過中に認めるもっとも頻度の高い合併症の一つであり，原因としてはアルコール性慢性膵炎がもっとも多いとされる[1]。しかし，脾臓に膵仮性囊胞を形成することはまれであり，1941年にRotonら[2]によってはじめて報告されている。

Bolivarら[3]は脾内仮性囊胞が膵由来であると証明するには，①囊胞壁が脾被膜または脾実質で包まれていること，②囊胞壁内または壁周囲に膵組織が存在すること，③囊胞内液のアミラーゼ値が血清アミラーゼ値よりも高いこと，④術前に膵炎の既往があり，さらに外傷あるいは他の脾疾患がないこと，を提唱している。自験例では，囊胞壁が部分切除となったこともあり，囊胞壁内や壁周囲に膵組織の存在を病理組織学的に証明することはできなかったが，その他の①③④は満たしており，アルコール性慢性膵炎由来の脾内膵仮性囊胞と診断した。

本邦において，脾内膵仮性囊胞の症例は1980年に千葉ら[4]が報告して以来，蓮江ら[5]による報告に自験例を加えても47例と少ない（表1）。平均年齢は49.2歳であり，47例中44例が男性で，仮性囊胞の原因はアルコール性が大部分を占める[6]。また無症候性に発見されることは少なく，左季肋部痛や心窩部痛など局所

表1 脾内膵仮性囊胞の本邦報告例

脾内膵仮性囊胞例	47
年齢（歳）	27〜72（平均49.2）
男：女	44：3
飲酒歴	40/42
腹痛発作	38/43
外科的治療	39/47

の疼痛発作を認めることが多い[6]。診断としては，腹部超音波検査やCT検査，MRI検査で比較的容易に可能とされる[7〜9]。囊胞と膵管に交通を認める場合は自然消褪することも報告されているが[10]，脾破裂，脾梗塞，出血などを合併する可能性があり[11〜13]，本症に対しては何らかの治療が推奨される。内視鏡的膵仮性囊胞ドレナージや経皮的ドレナージによる治療は有用な選択肢の一つとなりうるとされるが[5]，手術療法を第一選択とする意見が有力である[14]。本邦報告例でも，47例中39例で手術が施行され，囊胞切除を伴う膵尾部切除，脾臓摘出術を中心とした術式が選択されている[6]。ただし膵癌が膵仮性囊胞の原因となることもあり，術式選択は，病態の多様性，開腹時の様子，癌との鑑別などを考慮し慎重にすべきである[15]。

膵仮性囊胞の合併症の一つに囊胞内出血があるが，脾内膵仮性囊胞が囊胞内出血をおこして急性腹症を呈した例は自験例含め3例のみと極めてまれである[16,17]（表2）。大石ら[16]と自験例の2例は，囊胞内出血により急性腹症を呈するより以前から脾囊胞を確認しているが，無症候性であったため経過観察とされ，脾囊胞を確認してから出血を発症するまでの期間はそれぞれ9ヵ月と1ヵ月と，長くはなかったことが特徴であった。治療に関しては，3例ともに受診時は全身状態が安定していたため，一旦保存的治療を選択したが，最終的には手術に踏み切っている。開腹所見では，3例ともに脾囊胞周囲に強固な癒着を認め，2例で癒着剥

表2 囊胞内出血を伴った脾内膵仮性囊胞の本邦報告例

症例	報告者	年齢(歳)	性別	飲酒歴	囊胞発見契機	囊胞発見から出血までの期間（月）	初期対応	手術術式	背景膵
1	大石[16]	47	男	あり	検診	9	保存的治療	膵尾部切除（囊胞壁部分切除）	慢性膵炎
2	田中[17]	50代	男	あり	左季肋部痛	0	保存的治療	膵体尾部切除	慢性膵炎
3	自験例	60	男	あり	定期検査	1	保存的治療	膵体尾部切除（囊胞壁部分切除）	慢性膵炎

離が困難なために囊胞壁は部分切除となっており，手術難度が高くなることが推察された。

アルコール性膵炎患者には膵仮性囊胞のみならず，脾内膵仮性囊胞の形成も念頭におき，腹痛発作の有無など入念な問診や，定期的な画像診断による経過観察が必要である。そして脾内膵仮性囊胞を認めた場合は，無症候性であっても囊胞内出血を生じる可能性があることを踏まえ診療に臨むことが望ましいと考えた。

結　語

囊胞内出血により急性腹症をきたした脾内膵仮性囊胞の1例を経験した。膵炎患者に脾内膵仮性囊胞の形成を認めた場合は，囊胞内出血の可能性を念頭に置く必要が考えられた。

参考文献

1) Anderson MC：Management of pancreatic pseudocysts. JSC Med Assoc **81**：581-586, 1985.
2) Roton M, Auburtin M：Observation d'un kyste pancreatique de la rate. Rev Med Francaise d'Extreme Orient **19**：139-140, 1941.
3) Bolivar JC, Lempke RE：Pancreatic pseudocysts of the spleen. Ann Surg **179**：73-78, 1974.
4) 千葉純治，宮下英士，斎藤洋一，ほか：脾内に穿破した膵仮性囊胞の1例．胆と膵 **1**：85-93，1980.
5) 蓮江智彦，中村健二，倉田　勇，ほか：囊胞感染を併発し脾穿破した膵仮性囊胞に保存的治療が奏効した1例．Prog Dig Endosc **78**：154-155，2011.
6) 荒木吉朗，里井壮平，豊川秀吉，ほか：急性膵炎に由来した無症候性脾内膵仮性囊胞の1例—脾内膵仮性囊胞本邦報告例の検討—．膵臓 **28**：74-79，2013.
7) 今田昌秀，江盛康之，水島孝明，ほか：脾内仮性囊胞を形成した慢性膵炎の1例．超音波検技 **30**：47-49，2005.
8) 初野　剛，井上総一郎，金子哲也，ほか：脾内穿破した膵仮性囊胞の1切除例．日消誌 **99**：50-56，2002.
9) 田原純子，清水京子，平山浩美，ほか：重症急性膵炎に伴う膵仮性囊胞が脾と胃に穿破した1例．膵臓 **21**：358-364，2006.
10) Frey CF：Pancreatic pseudocysts operative strategy. Ann Surg **188**：652-662, 1978.
11) Scherer K, Kramann B：Rupture of the spleen by penetration of pancreatic pseudocysts. Eur J Radiol **7**：67-69, 1987.
12) Shafiroff BB, bckowitz D, John KLI, et al.：Splenic erosion and hemorrhage secondary to pancreatic pseudocysts. Am J Gast **68**：145, 1977.
13) Ramer M, Diznoff SB, Hawes AC：Intrasplenic pancreatic pseudocyst. Clin Radiol **25**：525-529, 1974.
14) Bradley EL, Clements JL, Gonzales AC, et al.：The natural history of pancreatic pseudocysts：A unified concept of management. Am J Surg **137**：135-141, 1979.
15) 杉戸伸好，岸川博隆，谷脇　聡，ほか：急速に増大し脾臓に穿破した膵仮性囊胞の1例．名古屋病紀 **32**：23-27，2009.
16) 大石康介，落合秀人，柏原貴之，ほか：脾臓内に穿破した膵仮性囊胞により脾破裂をきたした1例．日臨外会誌 **66**：2558-2563，2005.
17) 田中匡実，岸本浩史，木村都旭，ほか：囊胞内出血にて発症した脾内進展膵仮性囊胞の1例．臨外 **66**：529-532，2011.

＊　＊　＊

座談会

提供:マイランEPD合同会社

膵外分泌機能不全と膵酵素補充療法
シリーズ第2回
膵外分泌機能不全における診断ポイント

日程:2018年8月23日(木)　場所:ステーションコンファレンス東京 サピアタワー

慢性膵炎などにおける膵外分泌機能不全は、体重減少や栄養障害などによりQOLのみならず、予後に関与するため、適切に診断して早期に膵酵素補充療法などによる介入を行うことが重要である。そこで、本シリーズの第2回では、膵外分泌機能不全における診断ポイントについて、慢性膵炎や膵切除の膵外分泌機能障害を中心にご討論いただいた。

司会

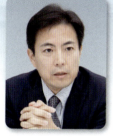

糸井 隆夫 先生
東京医科大学 臨床医学系
消化器内科学分野
主任教授

討論者

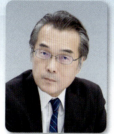

入澤 篤志 先生
獨協医科大学
内科学(消化器)講座
主任教授

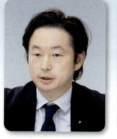

山本 智支 先生
藤田保健衛生大学
坂文種報德會病院
消化器内科 講師

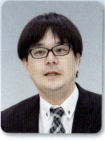

肱岡 真之 先生
九州医療センター
消化器内科

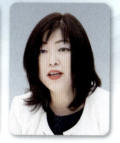

廣野 誠子 先生
和歌山県立医科大学
第2外科 講師

膵外分泌機能不全の定義と診断意義

糸井 お忙しい中、ご参加いただきありがとうございます。
　本日は「膵外分泌機能不全における診断ポイント」についてディスカッションしていきたいと思います。まず、膵外分泌機能不全の定義についてご解説いただけますか。
入澤 摂取した三大栄養素(炭水化物、たんぱく質、脂肪)は膵臓から分泌されるアミラーゼやリパーゼ、トリプシンといった膵酵素によって分解されます。これら膵酵素の産生や膵液の流出が障害されると、栄養素が分解されず、種々の障害が生じます。こうした膵酵素の分泌障害を膵外分泌機能障害といいます。

　膵外分泌機能障害の明確な診断基準はなく、欧米と日本で若干異なります。わが国では消化吸収の出納試験(balance study)により、日常脂肪摂取量(40〜60g/日)で、糞便中脂肪排泄量が5g/日以上(脂肪便)の場合は膵外分泌機能不全と診断されます。ただし、わが国で保険適応のある簡易膵外分泌機能検査法はBT-PABA試験(PFD試験)のみであり、臨床ではPFD試験が汎用されています。そこで、慢性膵炎臨床診断基準2009では、PFD試験で尿中PABA排泄率の明らかな低下を複数回認める場合を膵外分泌機能障害と定義しています[1]。なお、尿中PABA排泄率の明らかな低下とは6時間排泄率が70%以下をいいます。

> 記載されている薬剤の使用にあたっては、各薬剤の添付文書をご参照ください。

PFD検査の数値により、尿中PABA排泄率が50〜70%程度を膵外分泌機能低下、50%以下を膵外分泌機能不全、と定義できると思います。

糸井 膵外分泌機能を評価する意義をご解説いただけますか。

肱岡 慢性膵炎や膵切除後では膵外分泌機能が低下することがあり、それによって栄養素の消化吸収が障害されて、体重減少や脂肪便・下痢、腹痛、栄養状態の悪化などの症状が出現することがあります。一方、膵外分泌機能が低下している患者に膵酵素補充療法を行うことで、これらの症状の改善が期待できます。そこで、慢性膵炎診療ガイドライン2015は、脂肪便と体重減少を伴う慢性膵炎患者には高力価の消化酵素薬による治療を行うことを推奨しています[2]。

糸井 慢性膵炎の補助診断のほか、慢性膵炎などにおける膵酵素補充療法を適正に行うためにも、膵外分泌機能の評価は重要ということですね。

実臨床における膵外分泌機能の評価法

糸井 実臨床において、先生方のご施設ではどのような方法で膵外分泌機能を評価されていますか。

肱岡 糞便中脂肪排泄量測定は膵外分泌機能の優れた診断法ですが、煩雑であることなどから日常臨床では実施は難しいこともあります。そのため、私たちはPFD試験を基本として、それに加えて、膵外分泌機能の低下を示唆する臨床所見、例えば体重減少や脂肪便（脂肪性下痢）などの有無や、血中膵酵素値、栄養状態の指標であるアルブミン値やコレステロール値、ヘモグロビン値を評価するとともに、インスリン値などで内分泌機能も評価して、それらから総合的に判断しています。

入澤 PFD試験で尿中PABA排泄率が正常であれば膵外分泌機能は障害されていないと考えられますが、尿中PABA排泄率は肝機能や腎機能などの影響を受けるため、その評価には注意が必要です。そのため、私たちはPFD試験に加えて、臨床徴候、便の性状なども併せて評価しています。また、血液検査も重要で、肝臓に障害がないにもかかわらずアルブミン値が低い場合は、膵外分泌機能の低下が疑われます。

山本 私たちは臨床所見のほか、画像所見も有用だと考えています。膵実質が菲薄化した画像所見があれば膵外分泌機能不全が疑われます。

廣野 PFD試験は6時間蓄尿して行うため、入院が必要です。一方、混合中性脂肪呼気試験は自宅でも実施でき、その検査値は膵外分泌機能の障害による臨床症状や脂肪便とよく相関することが知られています。

糸井 膵外分泌機能は、PFD試験だけでなく、画像検査や臨床徴候、生化学検査所見も加味して総合して判断されているということですね。また、呼気試験など簡便に実施できる新規評価法も開発されており、その臨床応用が期待されます。

膵外分泌機能不全における画像診断のポイント

糸井 膵外分泌機能を評価するうえで、画像診断も有用というお話がありました。そこで、膵外分泌機能不全の画像診断に話を進めたいと思いますが、その前に慢性膵炎の画像診断について簡単にご解説いただけますか。

入澤 慢性膵炎の画像検査法には、腹部X線撮影、腹部超音波検査、コンピュータ断層撮影法（CT）、腹部MRI、超音波内視鏡検査（EUS）、内視鏡的逆行性胆道膵管造影法（ERCP）などがあります（**図1**）。

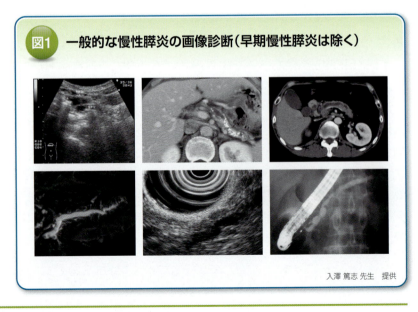

図1 一般的な慢性膵炎の画像診断（早期慢性膵炎は除く）

入澤 篤志 先生 提供

膵外分泌機能は、膵石などで膵管が閉塞して膵液の流出が阻害されることや、膵酵素を分泌する腺房細胞が障害されることにより低下します。したがって、膵外分泌機能低下・不全の画像診断では膵石などによる膵管拡張像や膵実質の菲薄化・線維化が重要な所見となります。CT検査は膵石の存在や膵管拡張の有無などを容易に判定できるため、膵外分泌機能低下・不全の画像診断ではCTが優れています。

山本 CT検査では膵実質の菲薄化も一目で評価できるので、私も膵外分泌機能を評価するための画像検査としてはCTが優れていると考えています。具体的には、CTで、膵体部前後径が1/3椎体以下であれば、膵萎縮ありと診断しています。

肱岡 CT検査は簡便に行うことができ、また客観性が担保された検査法だと思います。ただし、それぞれの検査法は一長一短があると思いますので、私たちの施設では各種画像検査結果を総合的に判断して評価しています。

廣野 膵外分泌機能は慢性膵炎だけでなく主膵管型膵管内乳頭粘液性腫瘍（IPMN）などでも障害されることがあり、主膵管型IPMNでは膵管拡張を認めるものの、膵石が存在しないケースもあります。そのため、腹部超音波検査などで慢性膵炎と主膵管型IPMNなどを鑑別することが大切です。

糸井 膵外分泌機能の画像評価におけるポイントとして、膵管拡張と膵実質の菲薄化が挙げられました。両者のうち、特に重要な所見はどちらでしょうか。

山本 膵管内に膵石があっても、それを治療することで膵液の流れは回復するため、可逆的といえます。一方、膵実質の菲薄化は非可逆的ですので、より手ごわいと考えています。

肱岡 膵管の流出障害と腺房細胞の脱落は、膵外分泌にそれぞれ影響を及ぼすため、どちらも重要なファクターだと思います。

入澤 図2のCT像では膵実質内に膵石が散在しており、また膵体尾部に膵管拡張と膵実質の菲薄化を認め、膵頭部に寄っていくと、主膵管内にも結石を認めます。この症例にERCPを施行したところ、主膵管は著明に拡張していました。本症例は、膵実質の菲薄化によって膵液の産生が低下しており、かつ結石によって膵液の流れもブロックされていると考えられます。本症例にPFD試験を行ったところ、尿中PABA排泄率は20%程度で、また血中アルブミン値も低値でした。さらに、体重減少などの臨床徴候もあり、それらを総合して膵外分泌機能不全と診断しました。

山本 この症例が膵外分泌機能低下か膵外分泌機能不全かを画像だけで判断することは難しいですが、仮に膵外分泌機能低下だったとしても、この状態を放置すれば、膵外分泌機能不全へと進行すると思います。しかし、膵石治療を行って、膵液流出がせき止められている状態を解除すれば、膵外分泌機能低下の状態で維持できるかもしれません。

糸井 膵石を取り除く、あるいはステント留置で膵液の流出障害を解除することで、膵外分泌機能の障害をどこまで改善できるでしょうか。

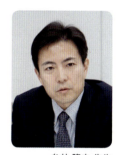

糸井 隆夫 先生

山本 膵外分泌機能の障害は進行性ですので、放置すれば、機能はどんどん低下します。一方、私の臨床経験では、治療することで6割程度の症例において機能不全への進展を1年以上抑制できます。したがって、機能を完全には回復できないにしても、機能低下のスピードを遅くすることはできると考えています。

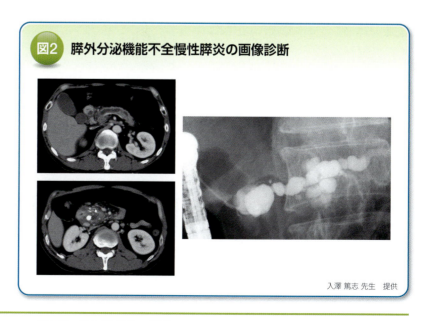

図2 膵外分泌機能不全慢性膵炎の画像診断

入澤 篤志 先生 提供

座談会 膵外分泌機能不全における診断ポイント

膵切除後の膵分泌機能障害の診断

糸井 近年、膵癌などによる膵切除例が増加しています。膵切除後の膵外分泌機能の障害をどのように診断されていますか。

廣野 私たちと広島大学との共同研究で、膵切除例188例を対象に膵外分泌機能不全の危険因子を検討したところ、膵胃吻合術と膵実質の硬さ(hard pancreas)が独立した危険因子でした。対象症例のうち、hard pancreasを伴うものでは、術前から膵外分泌機能障害が認められます。一方、膵胃吻合術施行例では、吻合部に胃の粘膜がかぶさってくる、あるいは食餌が詰まることなどによって膵管が狭窄し、それによって結石が生じて、膵液の流出が障害されると考えられます。そこで、CT検査等で膵管径と膵実質径を測定し、膵管径/膵実質径比を算出したところ、その値は呼気試験の結果と強い負の相関を認めました。このことから、膵切除後の膵外分泌機能障害をCT検査等である程度評価できるのではないかと考えています。膵実質の硬さについては、術者の主観的判断によるもので、術前の客観的な評価法は確立していませんが、CTやMRI、最近ではエラストグラフィの有用性が指摘されています。

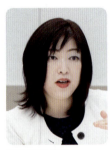

廣野 誠子 先生

糸井 術式によって術後の膵外分泌機能障害の程度に差が出ることはありますか。

廣野 膵癌などでは膵炎により尾部の膵実質が硬くなっていても、頭部の膵実質は軟らかいこともあります。そのため、膵体尾部切除例では膵外分泌機能も含めて、残膵機能に問題がないこともあります。したがって、術式だけではなく、残膵の線維化などの状態も術後の膵外分泌機能に影響すると思います。

糸井 術前における膵の萎縮などの評価が重要で、術後の膵外分泌機能をCTなどによって術前にある程度予測することが可能ということですね。

一方、膵切除後の経過をみていくと、膵外分泌機能が次第に低下していく症例もあるかと思います。その場合、画像所見に変化はみられますか。

廣野 CT検査などで観察していくと、変化がみられます。

糸井 その場合、CT検査は造影して行いますか。

廣野 造影のほうがよいと考えて、当科ではCT検査は全例造影CTで行っています。

廣野 膵実質の硬さの評価に関して、エラストグラフィが有用かもしれないとのお話がありました。エラストグラフィについて簡単にご解説いただけますか。

入澤 エラストグラフィは組織の硬さの分布を評価する組織弾性イメージング法で、体外式エコーのほか、EUSでも応用されつつあります。エラストグラフィでは任意の部位の硬さを数値化することができ、組織の硬さをカラーマッピング表示することもできます(**図3**)。肝臓において、エラストグラフィ所見は実際の硬さとよく相関することから、膵臓への適応も検討されています。ただし、再現性は必ずしも良好ではありません。また、カラーマッピングにおいて青色と緑色が斑状に描出される場合、膵実質がやや硬くなっていると推測できますが、膵外分泌機能がどの程度かを推測することはできません。こうしたことから、現時点では膵エラストグラフィは慢性膵炎の存在診断には有用で

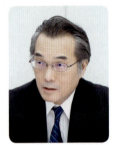

入澤 篤志 先生

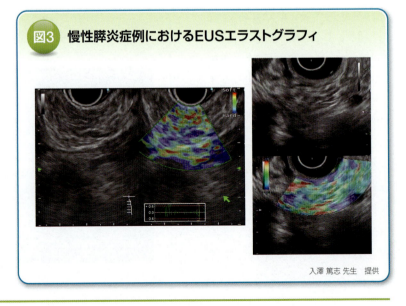

図3 慢性膵炎症例におけるEUSエラストグラフィ

入澤 篤志 先生 提供

あっても、膵外分泌機能の評価などには適さないと、私は考えています。

脇岡 私たちの施設も最近、エラストグラフィを導入しました。本検査で膵実質の線維化や膵機能などを評価できるかどうか現在検討中です。

早期慢性膵炎の診断

糸井 慢性膵炎などにおける膵外分泌機能の障害は進行性で、放置すれば膵外分泌機能は不可逆的に障害されて膵外分泌機能不全へと進行します。一方、慢性膵炎を早期に発見して早期に介入することで、膵外分泌機能障害の進行を抑制できる可能性があります。こうしたことから、近年では早期慢性膵炎という概念が提唱されています。そこで、早期慢性膵炎の診断基準についてご解説いただけますか。

入澤 早期慢性膵炎は、慢性膵炎臨床診断基準2009において世界に先駆けて提唱された概念です。早期慢性膵炎は、反復する上腹部痛発作、血中または尿中膵酵素値の異常、膵外分泌機能障害、1日80g以上（純エタノール換算）の持続する飲酒歴のうち、2項目以上を認め、かつ早期慢性膵炎の画像所見が認められるものと定義されています。

前述のように、慢性膵炎の画像診断では腹部超音波検査やERCP検査、CT検査などが施行されますが、これらの検査で異常が指摘された時には慢性膵炎がかなり進行している可能性があります。一方、EUSは高解像度で至近距離から膵臓を観察することができ、膵管の形態的変化しか捉えられないERCPに比べて、膵管のみならず膵実質の変化も詳細に観察することができます。そのため、ほかの検査法では捉えられない、より早期の慢性膵炎を診断することが可能です。

EUSによる観察において、正常な膵実質は肝臓とほぼ同等かやや高エコーで均質に描出され、いわゆるfine reticular patternを呈し、また主膵管や分枝膵管の拡張・蛇行は認められず、主膵管壁はやや高エコーを呈するものの均一な線状エコーとして描出されます。このような正常膵実質・膵管像を対照とすると、早期慢性膵炎では特徴的なEUS像などを認めます（**図4**）。EUSによる慢性膵炎診断としてRosemont分類があり、それを参考に7つの早期慢性膵炎のEUS所見として、膵実質所見では(1)蜂巣状分葉エコー、(2)不連続な分葉エコー、(3)点状高エコー、(4)索状高エコー、(5)嚢胞が、また膵管所見では(6)分枝膵管拡張、(7)膵管辺縁高エコーが挙げられます。これらの7項目中、(1)～(4)のいずれかを含む2項目以上を認める場合、またはERCP所見で3本以上の分枝膵管の不規則な拡張を認めるものを早期慢性膵炎の画像所見としています（**表1、図5、6**）。なお、早期慢性膵炎の診断基準は2019年に改訂される予定で、現在改訂作業中です。

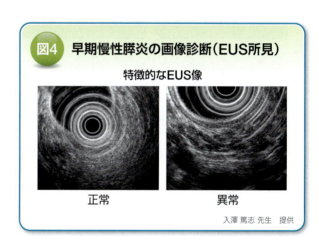

図4 早期慢性膵炎の画像診断（EUS所見）

特徴的なEUS像

正常　　　異常

入澤 篤志 先生 提供

表1 早期慢性膵炎の画像所見

a.b.のいずれかが認められる。

a. 以下に示すEUS所見7項目のうち、(1)～(4)のいずれかを含む2項目以上が認められる。
　(1) 蜂巣状分葉エコー（Lobularity, honeycombing type）
　(2) 不連続な分葉エコー（Non-honeycombing lobularity）
　(3) 点状高エコー（Hyperechoic foci；non-shadowing）
　(4) 索状高エコー（Stranding）
　(5) 嚢胞（Cysts）
　(6) 分枝膵管拡張（Dilated side branches）
　(7) 膵管辺縁高エコー（Hyperechoic MPD margin）

b. ERCP像で、3本以上の分枝膵管に不規則な拡張が認められる。

厚生労働省難治性膵疾患に関する調査研究班ほか：慢性膵炎臨床診断基準2009. 膵臓 24：645-646, 2009.

座談会 膵外分泌機能不全における診断ポイント

図5 早期慢性膵炎の画像所見（EUS）

点状高エコー、索状高エコー
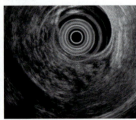

分葉エコー（Lobularity）
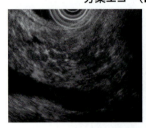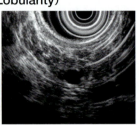

膵管辺縁高エコー
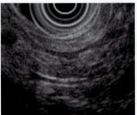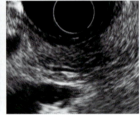

分枝膵管拡張
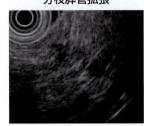

入澤 篤志 先生 提供

図6 早期慢性膵炎の画像所見（ERCP）

分枝膵管3本以上の不規則な拡張
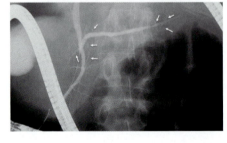

入澤 篤志 先生 提供

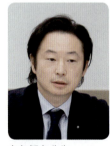
山本 智支 先生

糸井 日常臨床において早期慢性膵炎の概念は普及していますか。

山本 私たちは、腹痛があり、血中膵酵素値が高い場合、腹部超音波検査やCT検査を行い、異常がなかったとしても、早期慢性膵炎を疑って、積極的にPFD試験やEUSを施行しています。

肱岡 腹痛などの症状や血中膵酵素異常があれば、X線や腹部超音波検査、CT検査を行いますが、症状が持続する場合には早期慢性膵炎を疑って、最終的にはEUSまで、外来でできる検査は積極的に行うことにしています。

廣野 私たちはIPMN患者を術後もフォローすることが多く、そうした症例では年1回は必ず内科でEUSを施行しています。そうした症例の中には、EUSで早期慢性膵炎疑いと連絡されるケースもあり、当科でも早期慢性膵炎の概念が少しずつ浸透してきています。

糸井 全国的には、いかがでしょうか。

肱岡 厚生労働省難治性膵疾患に関する調査班が行った早期慢性膵炎の前向き予後調査において、早期慢性膵炎と診断された52例全例においてEUSが施行されており、21例（40％）はERCPも施行されていました（**表2**）。このデータは早期慢性膵炎と診断された症例における画像検査施行率ですが、このデータから、慢性膵炎症例数の多い施設では早期慢性膵炎が疑われる症例に対して積極的に画像検査が行われていることが示唆されます。なお、ERCPの施行率が低い理由として、ERCPでは偶発症の発生が懸念されることが考えられますが、EUS所見陰性例のうち1例は

表2 早期慢性膵炎の前向き予後調査

症例	52例
年齢	52.8±12.7歳
性別	
男性	36例（69%）
女性	16例（31%）
成因	
アルコール性	33例（63%）
非アルコール性	39例（37%）
登録時診断	
早期慢性膵炎	52例（100%）
臨床徴候陽性項目	2.50項目
③反復する上腹部痛発作	51/52（98%）
④血中/尿中膵酵素値の異常	28/52（49%）
⑤膵外分泌障害	18/45（40%）
⑥大量飲酒歴	33/52（63%）
画像所見	
EUS所見陽性	51/52（98%）
ERCP所見陽性	14/21（66%）

肱岡 真之 先生 提供

ERCP所見で早期慢性膵炎と診断されている点は興味深いと思います。また、EUSによる早期慢性膵炎の画像検査では、スコープの種類によって、特に膵管辺縁の見え方が違うことがあるので、注意が必要です。

早期慢性膵炎における膵外分泌機能障害

糸井 早期慢性膵炎において膵外分泌機能の障害はどの程度認められますか。

入澤 私たちはJA尾道総合病院消化器内科との早期慢性膵炎治療介入に関する共同研究の中で、早期慢性膵炎患者15例を対象に膵外分泌機能の推移を検討しました。その結果、尿中PABA排泄率が70%以下の症例も存在しましたが、多くは70%以上でした。また、経過を2年間観察しましたが、診断時と2年後で尿中PABA排泄率に有意な変化は認められませんでした。このことから、早期慢性膵炎において膵外分泌機能が低下するとは、必ずしもいえないようです。

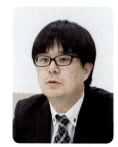

肱岡 真之 先生

肱岡 先ほど示した早期慢性膵炎の前向き予後調査において、診断時に52例中45例において膵外分泌機能障害が評価されており、45例中18例（40%）に膵外分泌機能障害が認められました。また、登録時に膵外分泌機能障害を認めなかった症例でも、23例中3例（13%）は2年後には膵外分泌機能低下となりました。このことから、早期慢性膵炎においても膵外分泌機能障害例が少なからず存在し、また膵外分泌機能が正常であっても将来的には低下する可能性があることが示唆されます。

糸井 2年間観察されて画像所見に何か変化はありましたか。

入澤 慢性膵炎のEUS診断基準であるRosemont分類スコアの推移を検討したところ、診断時と2年後でスコアに有意な変化は認めませんでした。このことから、早期慢性膵炎の中には慢性膵炎へ進展する真の早期慢性膵炎のほか、慢性膵炎へ進展しない膵炎も含まれている可能性が示唆されました。

肱岡 私たちも、早期慢性膵炎患者に膵酵素補充療法などの介入を行うことで、症状の改善が得られるものの、EUSでの所見はあまり改善しないというデータを得ています。画像所見が本当に炎症を捉えているか今後検討する必要があると考えています。

入澤 過去の炎症の瘢痕をみている可能性も考えられます。

肱岡 そう思います。

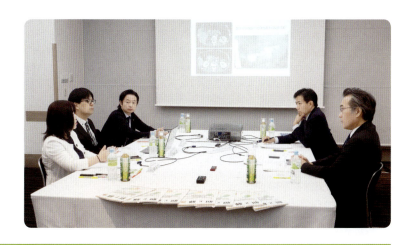

座談会

膵外分泌機能不全における診断ポイント

糸井 本日は、慢性膵炎および膵切除後の膵外分泌機能障害の診断を中心にご討議いただきました。膵外分泌機能障害は慢性膵炎などにおける重要な病態の1つであり、膵外分泌機能障害による症状は膵酵素補充療法などにより改善が期待できます。そのため、膵外分泌機能障害を適切に診断することは、症状改善に重要といえます。現状では、膵外分泌機能の診断には難しい面もありますが、今後はより低侵襲かつ簡便な診断法へ移行するだろうと思います。そうした新規診断法を保険診療で行えるようになることを期待しています。また、膵切除例の増加に伴って、内科においても膵切除後の膵外分泌機能不全例に遭遇する機会も増えていると思います。膵切除後の膵外分泌機能を評価するための検査法としてはCTが有用ですが、MRIやエラストグラフィなども有用であることをご紹介いただきました。進行した慢性膵炎では膵外分泌機能低下が不可逆的となりますが、早期に慢性膵炎を発見して何らかの介入を行うことで、膵外分泌機能の低下を抑制できる可能性があり、早期慢性膵炎の診断と治療は、患者の予後も含めたQOLを決めるといっても過言ではないと思います。そのため、早期慢性膵炎の診断と治療について、今後さらなる検討が必要であろうと思います。

本日は長時間にわたりご討議いただき、ありがとうございました。

参考文献
1) 厚生労働省難治性膵疾患に関する調査研究班ほか：慢性膵炎臨床診断基準2009. 膵臓 24：645-646, 2009.
2) 日本消化器病学会編：慢性膵炎診療ガイドライン2015 改訂第2版. 南江堂, 2015.

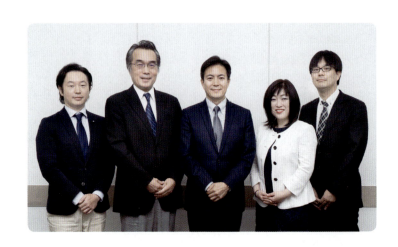

シリーズ第2回
「膵外分泌機能不全における診断ポイント」に寄せて

シリーズ総監修 中村 光男 先生　弘前市医師会健診センター 所長

糸井教授司会のもと、4人の討論者と上記話題について座談会が開催された。

座談会の内容の斬新なところは、慢性膵炎や膵切除後の膵外分泌機能不全が膵外分泌機能検査や栄養状態に加え、膵に関する画像診断を加えたり、画像診断だけでどこまで診断できるかということであった。

慢性膵炎ではPFD試験に加え、体重減少、低アルブミン血症、便性の他、CT検査で膵の菲薄化があれば膵外分泌機能不全の可能性があると指摘された。

また、膵切除後でも膵外分泌機能試験のうち^{13}C-混合中性脂肪呼気試験と膵管径/膵実質径比とは密接な相関がある。^{13}C-混合中性脂肪呼気試験と糞便中脂肪排泄量（脂肪便）とも関連があることから、CTによる膵管径/膵実質径比が膵外分泌機能不全を予測するのに有用な検査法である可能性が指摘された。

さらに、膵切除後の膵外分泌機能は、術式ばかりでなく、膵線維化とも関連している。線維化の有無を検出するのにエラストグラフィ（US）を利用する方法も紹介された。しかし、その精度についてはさらに検討を必要とするとのことであった。

次に早期慢性膵炎のことが話題になった。本疾患は本邦で作られた疾患概念で、主にEUSで診断する。早期の間は、膵外分泌機能不全は認めない。しかし、経過観察すると慢性膵炎や膵外分泌機能不全に進展する例があるかもしれないので、follow-upが必要である。場合によっては予防・進展抑制も考えていかねばならない。

最後に、いずれの議論も十分な食事摂取（脂肪40〜60g/日）を前提にしていると思われるが、確認のためには外来で3日間連続して食事調査を行う必要がある。十分量の食事を摂取していないと糞便の性状の観察から擬陰性、すなわち脂肪便が存在しているはずの例が正常として判定されることもある。

また、PFD試験は外来でも施行可能であるが、評価にあたっては年齢、腎機能（eGFR）、膀胱機能（残尿）のことも考慮すべきであろう。また、PFD試験で脂肪便との比較検討が不十分なので、膵外分泌機能低下（障害）と膵外分泌機能不全とのcut off値は現在のところ明確でない。また、ディスカッションで膵外分泌機能不全と膵外分泌機能低下（障害）が区別されて、専門の先生方に概念が浸透し、読者にとっても有益なものと思われる。

日本標準商品分類番号 872331　〔薬価基準収載〕
処方箋医薬品：注意—医師等の処方箋により使用すること
膵消化酵素補充剤

リパクレオン® 顆粒300mg分包 カプセル150mg LipaCreon®

〈パンクレリパーゼ製剤〉

承認番号	顆　粒：22300AMX00549000
	カプセル：22300AMX00550000
薬価基準収載年月	2011年7月
販売開始年月	2011年8月

貯　法：室温保存
使用期限：製造後3年（最終使用年月をラベル，外箱に表示）

【禁忌】（次の患者には投与しないこと）
(1) 本剤の成分に対し過敏症の既往歴のある患者
(2) ブタ蛋白質に対し過敏症の既往歴のある患者

組成・性状

1. 組成

販売名	成分・分量	添加物	活性値（FIP単位）
リパクレオン顆粒300mg分包	1包中：パンクレリパーゼを300mg含有	マクロゴール，ヒプロメロースフタル酸エステル，ジメチルポリシロキサン（内服用），セタノール，クエン酸トリエチル（カプセル本体：酸化チタン，三二酸化鉄，黄色三二酸化鉄，ラウリル硫酸ナトリウム，ゼラチン）	1包中 リパーゼ：20,000～32,000 アミラーゼ：17,000～30,000 プロテアーゼ：1,120～1,980
リパクレオンカプセル150mg	1カプセル中：パンクレリパーゼを150mg含有		1カプセル中 リパーゼ：10,000～16,000 アミラーゼ：8,500～15,000 プロテアーゼ：560～990

2. 製剤の性状

販売名	性状・剤形	外形（大きさ）	識別コード	質量
リパクレオン顆粒300mg分包	腸溶性剤皮を施した褐色の粒である	—	M15	約0.5g
リパクレオンカプセル150mg	キャップ部が不透明な淡橙色，ボディが淡黄色な硬カプセル剤（内容物は腸溶性剤皮を施した褐色の粒である）	（2号カプセル） MYLAN 16	MYLAN16	約0.31g

〔お知らせ：本剤の有効成分はブタの膵臓抽出物を用いています．このため，原料により，顆粒の製品間に若干の色調変動が認められることがありますが，品質には変化ありません．〕

効能・効果
膵外分泌機能不全における膵消化酵素の補充

<効能・効果に関連する使用上の注意>
非代償期の慢性膵炎，膵切除，膵嚢胞線維症等を原疾患とする膵外分泌機能不全により，脂肪便等の症状を呈する患者に投与すること．

用法・用量
通常，パンクレリパーゼとして1回600mgを1日3回，食直後に経口投与する．なお，患者の状態に応じて，適宜増減する．

<用法・用量に関連する使用上の注意>
用法・用量の調整に際しては，患者の年齢，体重，食事量，食事内容，食事回数等を考慮すること．（「重要な基本的注意」及び「臨床成績 2. 膵嚢胞線維症」の項参照）

使用上の注意

1. 重要な基本的注意
海外において，高用量のパンクレアチン製剤を服用している膵嚢胞線維症の患者で，回盲部及び大腸の狭窄（線維化性結腸疾患）が報告されているので，観察を十分に行い，異常な腹部症状又は腹部症状の変化があった場合には，適切な処置を行うこと．特に膵嚢胞線維症による膵外分泌機能不全患者に対し，1日体重1kg当たりパンクレリパーゼとして150mg（1/2包又は1カプセル）を超えた用量を投与する場合は注意すること．

禁忌を含む使用上の注意の改訂には十分ご留意下さい．
その他の項目等は製品添付文書をご参照下さい．

2. 副作用
非代償期の慢性膵炎又は膵切除を原疾患とする膵外分泌機能不全患者：
国内の臨床試験における安全性評価対象例149例中64例（43.0%）に副作用（臨床検査値異常を含む）が報告された．主な副作用は，便秘7例（4.7%），下痢7例（4.7%），発熱6例（4.0%），腹部膨満5例（3.4%），高血糖5例（3.4%）であった．

膵嚢胞線維症を原疾患とする膵外分泌機能不全患者：
国内の臨床試験における安全性評価対象例5例中3例（60.0%）に副作用（臨床検査値異常を含む）が報告され，その内訳は，肛門潰瘍1例（20.0%），下痢1例（20.0%），胃腸炎1例（20.0%），麦粒腫1例（20.0%），CK（CPK）上昇1例（20.0%），γ-GTP上昇1例（20.0%），腎機能障害1例（20.0%）であった．
また，海外の臨床試験における安全性評価対象例129例中55例（42.6%）に副作用（臨床検査値異常を含む）が報告された．主な副作用は頭痛12例（9.3%），鼓腸8例（6.2%），腹痛7例（5.4%）であった．

その他の副作用
以下のような副作用があらわれた場合には，症状に応じて適切な処置を行うこと．

	1～5%未満	頻度不明
過敏症	そう痒感	発疹，蕁麻疹
血液	白血球数増加	
肝臓	AST（GOT）上昇，ALT（GPT）上昇，γ-GTP上昇，LDH上昇，ALP上昇，肝機能異常	
消化器	悪心，嘔吐，腹部膨満，鼓腸，下痢，便秘，食欲不振，腹痛	
臨床検査	BUN上昇，血中カリウム増加，血中コレステロール減少，血中トリグリセリド増加，血中ブドウ糖増加，尿中ブドウ糖陽性，血中アミラーゼ増加	
その他	倦怠感，高血糖，低血糖，糖尿病，体重減少，背部痛，発熱，鼻咽頭炎，高血圧	

3. 妊婦，産婦，授乳婦等への投与
妊婦又は妊娠している可能性のある婦人には治療上の有益性が危険性を上回ると判断される場合にのみ投与すること．［妊娠中の投与に関する安全性は確立していない．］

4. 小児等への投与
低出生体重児，新生児に対する安全性は確立していない（使用経験がない）．

5. 過量投与
海外において，極めて高用量のパンクレアチン製剤で，高尿酸尿症及び高尿酸血症を生じることが報告されている（本剤を含む膵消化酵素製剤はプリン体を含有している）．

6. 適用上の注意
(1) 薬剤交付時：PTP包装の薬剤はPTPシートから取り出して服用するよう指導すること［PTPシートの誤飲により，硬い鋭角部が食道粘膜へ刺入し，更には穿孔をおこして縦隔洞炎等の重篤な合併症を併発することが報告されている．］
(2) 服用時：本剤は砕いたり，噛んだりしないこと．［腸溶コーティングの保護が破壊され，口腔粘膜を刺激したり，酵素活性が失われたりする．］また，本剤が口内に残らないよう注意すること．

取扱い上の注意
本剤は吸湿により酵素活性が低下するため，服用直前まで顆粒はアルミ分包，カプセルはPTPシートから取り出さないこと．

包装
リパクレオン顆粒300mg分包：120包，600包
リパクレオンカプセル150mg：PTP：120カプセル（12カプセル×10）
　　　　　　　　　　　　　　　　　600カプセル（12カプセル×50）

*2018年4月改訂（第9版）

*製造販売元 **マイランEPD合同会社**
東京都港区虎ノ門5丁目11番2号
〔資料請求先〕くすり相談室 フリーダイヤル 0120-938-837

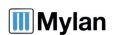

編集後記

現在,胆道癌に使用可能な薬剤は,ゲムシタビン,シスプラチン,S-1に限られる。これらは以前のUFTやドキソルビシンに比べ,高い有効性が得られているが,十分とはいえず,新たな薬剤の開発が急務である。胆道癌はわが国では26,000名を超す年間罹患数と20,000名弱の死亡数があり,主要ながん腫の一つである。欧米では罹患数が少なく,希少がんに数えられるが,肝内胆管癌など増加傾向にある。このような中で,日本からゲムシタビン+S-1併用療法の第Ⅲ相試験が行われ,新たなエビデンスが発信された。また現在,ゲムシタビン+シスプラチン+S-1の3剤併用療法やFOLFIRINOX療法の臨床試験も行われている。さらに,FGFR融合遺伝子などバイオマーカーに基づいた治療開発も進みつつあり,胆道癌の薬物療法は国際的にも注目されてきている。

今回の特集では,胆道癌の薬物療法についてこれまでのエビデンスや実際の臨床のまとめ,切除手術の補助療法やconversion surgery,ゲノム医療に基づく薬物療法の開発,などこの領域のエキスパートに執筆いただいた。現時点で胆道癌薬物療法の全てを網羅できたものと思われる。これを機に胆道癌薬物療法のさらなる発展に期待したい。

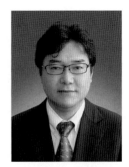

古瀬　純司

●広告掲載主一覧(五十音順)

小野薬品工業㈱……………目次前　　寿製薬㈱………………目次裏　　ノバルティスファーマ㈱………中付
マイランEPD(同)…表4,記事広告　　メルクセローノ㈱………………中付

編集委員長	田中　雅夫
編集委員	乾　和郎・福嶋　敬宜・村上　康二・伊佐山浩通・糸井　隆夫・古瀬　純司・山口　武人
	高折　恭一・伊藤　鉄英・遠藤　格・神澤　輝実・杉山　政則・海野　倫明・山上　裕機
	清水　京子・大塚　将之
編集顧問	中村　耕三・細田　四郎・竹内　正・斎藤　洋一・鈴木　範美・中澤　三郎・藤田　力也
	川原田嘉文・高崎　健・税所　宏光・大井　至・野田　愛司・渡辺伸一郎・有山　襄
	跡見　裕・武田　和憲・安田　秀喜・高田　忠敬・竜　崇正・安藤　久實・白鳥　敬子
	渡邊　五朗・天野　穂高・宮崎　勝

胆と膵　Ⓒ 2018

平成30年10月　Vol. 39／No. 10
(毎月1回15日発行)
定価(本体 2,900円+税)
臨時増刊特大号　定価(本体 5,000円+税)
年間購読料(本体 39,800円+税)
(年間13冊分)
ISBN 978-4-86517-291-1 C3047

発　行　日　平成30年10月15日
編集責任者　田中雅夫
発　行　者　鈴木文治
発　行　所　〒113-0033 東京都文京区本郷 2-29-8　大田ビル
　　　　　　医学図書出版株式会社
　　　　　　電話 (03) 3811-8210 (代)　　FAX (03) 3811-8236
　　　　　　E-mail：tantosui@igakutosho.co.jp
　　　　　　振替口座　00130-6-132204

・広告掲載のお申込みについては,出入りの代理店にお申付け下さい。
・Published by IGAKU TOSHO SHUPPAN Co. Ltd. 2-29-8 Ohta Bldg. Hongo Bunkyo-ku, Tokyo Ⓒ 2018, Printed in Japan.
・本誌に掲載された著作物の複写・転載およびデータベースへの取り込みおよび送信に関する許諾権は医学図書出版株式会社が保有しています。
・JCOPY 〈(社)出版者著作権管理機構　委託出版物〉
・本誌の無断複写は著作権法上での例外を除き禁じられています。複写される場合は,その都度事前に (社) 出版者著作権管理機構 (電話 03-3513-6969, e-mail：info@jcopy.or.jp) の許諾を得てください。

胆と膵 次号予告 Vol.39 No.11
（2018年11月15日発売予定）

特集　DP（尾側膵切除術）を極める！
（企画：高折　恭一）

序文：DP（尾側膵切除術）を巡る諸問題	高折　恭一
膵体尾部周囲の外科解剖	堀口　明彦
膵断端の処理法	里井　壯平
DP：非浸潤性腫瘍に対する標準術式	羽鳥　隆
Kimura procedure	木村　理
RAMPS	藤井　努
腹腔鏡下尾側膵切除術（脾摘を伴う）：非浸潤性腫瘍に対する標準術式	中村　慶春
腹腔鏡下尾側膵切除術（脾摘を伴う）：浸潤癌に対する artery-first approach	八木　眞太郎
腹腔鏡下尾側膵切除術（脾温存）：脾動静脈温存のコツとピットフォール	中村　雅史
腹腔鏡下尾側膵切除術（脾温存）：Warshaw procedure の適応と要点	三澤　健之
膵尾側亜全摘術：開腹手術／腹腔鏡下手術におけるコツとピットフォール	黒木　保
ダビンチ DP	袴田　健一
DP-CAR：遠隔成績からみた適応と術式の要点	平野　聡
Modified DP-CAR	山上　裕機
Artery-first DP-CAR	穴澤　貴行

◆ 今後の特集予定 ◆

Vol.39 No.12　選択的胆管挿管100％を目指して—We're gonna do it!—
　　　　　　　（企画：糸井　隆夫）

Vol.40 No. 1　膵全摘術を考える（企画：杉山　政則）

胆と膵
バックナンバーのご案内

バックナンバーを御希望の際は，最寄りの医書店もしくは弊社営業部へご注文下さい。

●お申し込み

医学図書出版株式会社

〒113-0033
東京都文京区本郷 2-29-8　大田ビル
TEL：03-3811-8210
E-mail：info@igakutosho.co.jp（営業部）
URL：http://www.igakutosho.co.jp/

※掲載以前のものをお探しの場合は直接お問い合わせ下さい。

Vol.39 No.9　2018年9月号

特集：ここまで来た！　膵癌の早期診断

企画：山上　裕機

序文：膵癌の早期診断の進歩により外科治療は変わるか？
　　　　　山下　裕機

膵癌の疫学：膵癌登録における T1 膵癌の解析
　　　　　水間　正道ほか

膵癌の早期診断：腫瘍マーカー
　　　　　赤尾　潤一ほか

膵癌早期診断における家族性膵癌登録の役割
　　　　　高折　恭一ほか

ハイリスク群における診断法のストラテジー
　　　　　吉田　岳市ほか

膵癌の早期画像診断：体外 US の有用性
　　　　　古田　眞智ほか

膵癌の早期画像診断：CT の有用性
　　　　　櫻井　康雄ほか

膵癌の早期画像診断：MRCP の有用性
　　　　　小澤　瑞生ほか

膵癌の早期診断における ERCP の有用性
　　　　　花田　敬士ほか

膵癌の早期画像診断：EUS および EUS-FNA の有用性
　　　　　栗田　裕介ほか

浸潤性膵管癌の前駆病変
　　　　　森田　剛平ほか

膵領域細胞診の工夫と細胞像
　　　　　竹中　明美ほか

早期膵臓癌を見つけるためのリキッドバイオプシーの開発
　　　　　吉岡　祐亮ほか

膵癌の早期診断におけるリキッドバイオプシー：十二指腸液
　　　　　中村　聡ほか

膵癌に対する唾液メタボローム解析の有用性
　　　　　朝井　靖二ほか

Vol.39 No.8　2018年8月号

特集：胆管内乳頭状腫瘍（IPNB）の病態と診療の現状

企画：乾　和郎

序文：IPNB の疾患概念
　　―現状におけるコンセンサスとコントラバーシ―
　　　　　窪田　敬一

IPNB の歴史と将来への展望
　　　　　中沼　安二

IPNB の新たな組織分類の提唱―日韓共同研究も含めて―
　　　　　窪田　敬一ほか

胆管内乳頭状腫瘍の病理診断
　　　　　全　陽

IPNB は独立した疾患か？
　　　　　尾上　俊介ほか

発生部位からみた IPNB の臨床病理学的検討
　　　　　松本　尊嗣ほか

胆管内乳頭状腫瘍（IPNB）：粘液産生の有無で区別する臨床的意義
　　　　　水間　正道ほか

胆管内乳頭状腫瘍（IPNB）と膵管内乳頭粘液性腫瘍（IPMN）の比較
　　　　　加藤　宏之ほか

IPNB の画像による鑑別診断
　　　　　小森　隆弘ほか

IPNB の経口胆道鏡による診断
　　　　　山本健治郎ほか

胆管内乳頭状腫瘍（IPNB）の至適術式
　　　　　植村修一郎ほか

IPNB の外科的治療成績
　　　　　中台　英里ほか

当院における IPNB と乳頭状胆管癌の治療成績の比較
　　　　　山本　玄ほか

●座談会
膵外分泌機能不全と膵酵素補充療法
　第 1 回　対談　膵外分泌機能不全の診断法
　　　　　司　会　清水　京子
　　　　　討論者　中村　光男

Vol.39 No.7　2018年7月号

特集：R0 切除をめざした胆管癌の術前・術中・術後における診断・治療の工夫

企画：宮崎　勝

術前胆道ドレナージと直接胆管像からみた胆管癌の術式選択
　　　　　伊藤　哲ほか

肝門部領域胆管癌に対する R0 切除における
　胆道ドレナージ前 MDCT の有用性
　　　　　細川　勇ほか

胆管癌術前診断における SpyGlass DS の有用性
　　　　　小川　貴央ほか

経口電子胆管鏡を用いた胆管癌表層進展範囲診断
　　　　　石井　康隆ほか

プローブ型共焦点レーザー内視鏡による胆管狭窄の診断
　　　　　橋本　千樹ほか

光線力学的診断による胆道癌の術前診断への応用
　　　　　野路　武寛ほか

蛍光イメージングを用いた術中診断の試み
　　　　　石沢　武彰ほか

超音波造影剤を用いた術中胆道造影（IOC-CEUS）の有用性
　　　　　宇山　直樹ほか

術中迅速組織診断による胆管癌 R0 切除の意義と限界
　　　　　小林　良平ほか

胆管癌術中肝側胆管陽性時の追加切除の適応と手術手技
　　　　　清水　宏明ほか

胆管癌術中十二指腸側陽性時の追加切除の工夫
　　　　　松山　隆生ほか

胆道癌に対する術後補助療法の意義と適応
　　　　　高舘　達之ほか

胆道癌 R1 外科切除に対する術後補助化学療法の効果
　　　　　村上　義昭ほか

胆道癌 R1 外科切除，胆管断端陽性例に対する術後陽子線治療の役割
　　　　　奥村　敏之ほか

胆道癌 R1 外科切除，胆管断端陽性例に対する術後 Photodynamic therapy の試み
　　　　　濱田　剛臣ほか

胆道癌に対する粒子線治療（陽子線，重粒子線）
　　　　　寺嶋　千貴ほか

Vol.39 No.6 2018年6月号

特集：胆膵疾患と性差医学

企画：神澤　輝実

Personalized 医療としての性差医学・医療
　　　　白鳥　敬子

原発性胆汁性胆管炎（PBC）の性差の観点からみた特徴
　　　　谷合麻紀子ほか

性差による臨床像の差違
　―膵・胆管合流異常と先天性胆道拡張症―
　　　　神澤　輝実ほか

性差による臨床像の差違―胆管内乳頭状腫瘍―
　　　　窪田　敬一ほか

性差による臨床像の差違―胆石症―
　　　　正田　純一

性差による臨床像の差違―胆嚢癌―
　　　　堅田　朋大ほか

性差による慢性膵炎の臨床的特徴の差異
　　　　阪上　順一ほか

性差による臨床像の差違―自己免疫性膵炎―
　　　　田原　純子ほか

性差による臨床像の差違―膵粘液性嚢胞腫瘍（MCN）―
　　　　鈴木　裕ほか

性差による臨床像の差違―膵漿液性嚢胞腫瘍（SCN）―
　　　　渡邊　利広ほか

性差による臨床像の差違
　―Solid Pseudopapillary Neoplasm（SPN）―
　　　　花田　敬士ほか

妊娠と胆膵疾患
　　　　大屋　敏秀ほか

アルコールと女性
　　　　菊田　和宏ほか

化学療法の有効性と副作用と性差
　　　　古瀬　純司ほか

女性における放射線診断ならびに放射線治療による被曝の留意点
　　　　唐澤　克之

●症例
巨大胆嚢の1例
　　　　鈴木　範明ほか

●症例
腎細胞癌胆嚢転移の1例―本邦報告36例の集計―
　　　　中沢　和之ほか

Vol.39 No.5 2018年5月号

特集：胆道・膵疾患術後の晩期障害

企画：遠藤　格

胆道再建部狭窄・胆管炎・肝内結石
　―経口（内視鏡的）アプローチ―
　　　　岩崎　暁人ほか

胆道再建部狭窄・胆管炎・肝内結石―経皮アプローチ―
　　　　三好　広尚ほか

胆道再建部狭窄・肝内結石―外科的アプローチ―
　　　　樋口　亮太ほか

遺残胆嚢・胆嚢管結石および胆嚢管断端神経腫
　　　　山本　淳ほか

門脈閉塞による静脈瘤―外科的アプローチ―（Rex shunt）
　　　　岡島　英明ほか

門脈狭窄による静脈瘤の成人例―経皮的アプローチ―
　　　　伊神　剛ほか

小児肝移植後の晩期門脈関連合併症に対する
　経皮的カテーテル治療について
　　　　平田　義弘ほか

膵癌に対する脾静脈合併切除を伴う膵頭十二指腸切除後の
　左側門脈圧亢進症
　　　　小野　嘉大ほか

膵頭十二指腸切除（PD）後の脂肪肝
　　　　坂口　充弘ほか

膵性糖尿病と膵性下痢
　　　　高野　重紹ほか

脾摘後重症感染症について―予防と対策―
　　　　橋本　直樹

膵・胆管合流異常，先天性胆道拡張症分流手術後の胆道癌
　　　　大塚　英郎ほか

膵消化管吻合部狭窄に対する内視鏡治療
　　　　松波　幸寿ほか

膵全摘術後栄養障害とQOL
　　　　松本　逸平ほか

先天性胆道拡張症術後のAYA世代の管理
　　　　松浦　俊治ほか

葛西手術後の長期管理
　　　　田中　拡ほか

慢性膵炎に対するFrey手術後の再燃・発癌
　　　　江川　新一ほか

Vol.39 No.4 2018年4月号

特集：Precision medicine をめざした胆道・膵悪性腫瘍ゲノム医療の最前線

企画：山口　武人

膵・胆道悪性腫瘍の分子診断から治療への動向
　　　　永瀬　浩喜

胆道癌のゲノム・遺伝子異常
　　　　柴田　龍弘

次世代シークエンサーを用いたがん関連遺伝子解析の課題
　　　　横井　左奈

膵癌・胆嚢癌におけるリキッドバイオプシーを用いた
　がん遺伝子解析
　　　　西尾　和人ほか

血中マイクロRNA測定による膵癌・胆道癌の早期診断
　　　　松﨑潤太郎ほか

EUS-FNA検体を用いた膵癌ゲノム解析の現状と課題
　　　　須藤研太郎

ヒト膵癌オルガノイド培養を用いた薬剤感受性評価の展望
　　　　上野　康晴ほか

がん遺伝子パネル検査におけるクリニカルシーケンス
　カンファレンスの役割―膵癌における免疫チェックポイント
　　阻害剤の可能性―
　　　　金井　雅史ほか

膵癌・胆道癌に対するクリニカルシーケンス
　―SCRUM-Japanの取り組み―
　　　　大場　彬博ほか

網羅的がん遺伝子検査を用いた胆道・膵癌個別化医療の実践
　　　　林　秀幸

膵癌・胆道癌のリスク因子：環境要因と遺伝要因
　　　　岩崎　基

●症例
診断に難渋しEUS-FNAを施行した膵リンパ上皮嚢胞の1例
　　　　増田　智成ほか

●症例
術前DIC-CTおよび術中胆道造影により副交通胆管枝を確認し
　安全に腹腔鏡下胆嚢摘出術を施行した胆嚢結石症の1例
　　　　荒井　啓輔ほか

●症例
主膵管全体に進展するintraductal papillary mucinous
　neoplasmに対し膵全摘術を施行した1例
　　　　鈴木　優美ほか

●症例
膵管不完全癒合の腹側膵管尾側端に発生した
　intraductal papillary-mucinous carcinoma（IPMC）の1例
　　　　佐藤　辰宣ほか

Vol.39 No.3 2018年3月号

特集：胆嚢癌―術前診断に応じた治療を再考する―

企画：海野　倫明

はじめに―術前診断に応じた胆嚢癌治療―
　　　　海野　倫明ほか

胆嚢癌の疫学
　　　　松山　隆生ほか

胆嚢癌のリスクファクター
　　　　神澤　輝実ほか

胆嚢癌の病理形態学的特徴と画像診断
　　　　清野　浩子ほか

胆嚢癌の鑑別診断と深達度診断―超音波検査―
　　　　岡庭　信司ほか

胆嚢癌の鑑別診断と進展度診断―超音波内視鏡―
　　　　菅野　敦ほか

胆嚢癌の鑑別診断と進展度診断―CT―
　　　　松原　崇史ほか

MRIによる胆嚢癌の鑑別診断と進展度診断
　　　　浦川　博史ほか

胆嚢癌の鑑別診断と深達度診断―PET診断―
　　　　岩渕　雄ほか

胆嚢癌の術前診断に応じた治療方針―T1胆嚢癌―
　　　　石原　慎ほか

胆嚢癌の術前診断に応じた治療方針―T2胆嚢癌―
　　　　坂田　純ほか

胆嚢癌の術前診断に応じた治療方針―T3胆嚢癌―
　　　　千田　嘉毅ほか

胆嚢癌の術前診断に応じた治療方針―T4胆嚢癌―
　　　　土川　貴裕ほか

治療開始前にリンパ節転移陽性と診断した
　胆嚢癌に対する治療戦略
　　　　小林　省吾ほか

切除後に判明した偶発胆嚢癌
　　　　味木　徹夫ほか

胆嚢癌の術前診断に応じた治療方針
　―コンバージョン切除―
　　　　久保木　知ほか

切除不能胆嚢癌に対する全身化学療法
　　　　小林　智ほか

Vol.39 No.2　2018年2月号

●連載
ちょっと気になる胆・膵画像—ティーチングファイルから—
第38回　膵神経内分泌腫瘍の診断
　—ソマトスタチン受容体シンチグラフィー，
　　他モダリティーを用いた画像診断—
　　　　　　　　　　　　　　　　　小山奈緒美ほか

特集：オートファジー～胆膵疾患とのかかわりについて～
　　　　　　　　　　　　　　　　企画：清水　京子

オートファジーと疾患とのかかわり
　　　　　　　　　　　　　　　　　高橋　俊作ほか
オートファジーの制御機構と活性測定法
　　　　　　　　　　　　　　　　　千野　　遥ほか
選択的オートファジーとKeap1-Nrf2系の関連
　　　　　　　　　　　　　　　　　濱田　　晋ほか
発がん機構におけるオートファジーのかかわり
　　　　　　　　　　　　　　　　　清水　重臣
急性膵炎におけるオートファジーとエンドサイトーシス
　　　　　　　　　　　　　　　　　眞嶋　浩聡ほか
膵炎とオートファジー-リソソーム系
　　　　　　　　　　　　　　　　　大村谷昌樹ほか
膵癌進展と膵星細胞のオートファジー
　　　　　　　　　　　　　　　　　仲田　興平ほか
膵癌治療におけるオートファジー制御の意義
　　　　　　　　　　　　　　　　　橋本　大輔ほか
胆道疾患におけるオートファジーの関与
　　　　　　　　　　　　　　　　　佐々木素子
オートファジーと糖尿病
　　　　　　　　　　　　　　　　　福中　彩子ほか

●研究
電気伝導方式ESWL機材を併用した内視鏡的膵石治療
　　　　　　　　　　　　　　　　　佐貫　　毅ほか

Vol.39 No.1　2018年1月号

●新春特別企画
—平成30年—　胆・膵領域はこう展開する
　　　　　　　　　　　　　　胆と膵編集委員会編

●連載
ちょっと気になる胆・膵画像—ティーチングファイルから—
第37回　膵管狭窄を合併したセロトニン陽性膵神経内分泌腫瘍
　の1例
　　　　　　　　　　　　　　　　松浦　智徳ほか

特集：これだけは知っておきたい膵外傷のマネージメント
　　　　　　　　　　　　　　　　企画：杉山　政則

膵外傷の機序と病態
　　　　　　　　　　　　　　　　　加地　正人ほか
膵外傷の診療体系
　　　　　　　　　　　　　　　　　船曳　知弘
膵損傷のCT診断
　　　　　　　　　　　　　　　　　池田　慎平ほか
膵外傷のMRI/MRCP診断
　　　　　　　　　　　　　　　　　小澤　瑞生ほか
膵外傷のERCP診断
　　　　　　　　　　　　　　　　　栗栖　　茂
膵外傷のEUS診断
　　　　　　　　　　　　　　　　　杉山　政則ほか
膵外傷の治療体系
　　　　　　　　　　　　　　　　　若狭　悠介ほか
膵外傷に対する膵縫合，ドレナージ術
　　　　　　　　　　　　　　　　　安藤　恭久ほか
膵外傷に対する膵分節切除再建手術
　—Letton-Wilson法，Bracey法
　　　　　　　　　　　　　　　　　村上　壮一ほか
膵外傷に対する膵切除術
　　　　　　　　　　　　　　　　　小林慎二郎ほか
膵外傷に対する内視鏡治療
　　　　　　　　　　　　　　　　　松波　幸寿ほか
膵損傷に対するIVR
　　　　　　　　　　　　　　　　　三浦　剛史ほか
ダメージコントロールサージェリー
　　　　　　　　　　　　　　　　　久志本成樹ほか

●話題
胆膵疾患の内視鏡治療—歴史編—
　　　　　　　　　　　　　　　　　藤田　力也
胆膵疾患の内視鏡治療—現状と将来—
　　　　　　　　　　　　　　　　　河本　博文

Vol.38 No.12　2017年12月号

特集：膵神経内分泌腫瘍診療の最前線
　　　　　　　　　　　　　　　　企画：伊藤　鉄英

膵神経内分泌腫瘍の新たな病理組織分類　WHO 2017
　　　　　　　　　　　　　　　　　笹野　公伸ほか
膵神経内分泌腫瘍（PanNEN）における予後・治療効果予測
　—TNM分類を含めて—
　　　　　　　　　　　　　　　　　長村　義之
コラム①：膵神経内分泌腫瘍の全ゲノム解析
　　　　　　　　　　　　　　　　　河邉　　顕
新規がん抑制遺伝子PHLDA3は膵神経内分泌腫瘍攻略における
　もっとも重要な分子の一つである
　　　　　　　　　　　　　　　　　友杉　充宏ほか
膵神経内分泌腫瘍と遺伝性疾患
　　　　　　　　　　　　　　　　　櫻井　晃洋
機能性膵神経内分泌腫瘍の存在診断・局在診断
　　　　　　　　　　　　　　　　　植田圭二郎ほか
膵神経内分泌腫瘍に対する[111]In ペンテトレオチドを用いた
　ソマトスタチン受容体シンチグラフィー（SRS）の有用性と
　今後の展開
　　　　　　　　　　　　　　　　　小林　規俊ほか
膵神経内分泌腫瘍に対する[68]Ga DOTATOCの有用性と
　今後の展開
　　　　　　　　　　　　　　　　　中本　隆介ほか
膵神経内分泌腫瘍に対する外科治療
　　　　　　　　　　　　　　　　　中島　陽平ほか
進行性膵神経内分泌腫瘍に対するランレオチドの有用性
　　　　　　　　　　　　　　　　　伊藤　鉄英ほか
切除不能高分化型膵神経内分泌腫瘍（NET G1/G2/G3）
　に対する薬物療法—新しいWHO分類2017をふまえて—
　　　　　　　　　　　　　　　　　森実　千種ほか
切除不能低分化型膵神経内分泌癌（panNEC-G3）の
　特徴と薬物療法
　　　　　　　　　　　　　　　　　栗田　裕介ほか
膵神経内分泌腫瘍に対するPeptide Receptor Radionuclide
　Therapy（PRRT）
　　　　　　　　　　　　　　　　　絹谷　清剛
コラム②：膵神経内分泌腫瘍と国際神経内分泌腫瘍連盟
　（International Neuroendocrine Cancer Alliance：INCA）
　　　　　　　　　　　　　　　　　眞島　喜幸
コラム③：Global ReGISTry NETworkの構築と今後の展望
　　　　　　　　　　　　　　　　　阪峯　基広

●連載
その「世界」の描き方＜第11回＞
　早期の癌に挑む—髙木　國夫先生—
　　　　　　　　　　　　　　　　　福嶋　敬宜

●症例
残胃血流評価として術中ICG蛍光造影が有用であった
　幽門側胃切除術後膵体尾部切除の1例
　　　　　　　　　　　　　　　　　市川　洋平ほか

Vol.38 No.11　2017年11月号

特集：局所進行膵癌の治療限界に挑む
　　　　　　　　　　　　　　　　企画：山上　裕機

序文
　　　　　　　　　　　　　　　　　山上　裕機
膵癌取扱い規約第7版における切除可能性分類
　　　　　　　　　　　　　　　　　加藤　弘幸ほか
局所進行切除不能膵癌のconversion surgeryへのタイミング
　　　　　　　　　　　　　　　　　里井　壯平ほか
局所進行膵癌の術前治療後の画像診断
　　　　　　　　　　　　　　　　　小川　浩ほか
局所進行膵癌に対する術前化学療法の組織学的効果判定
　　　　　　　　　　　　　　　　　全　　陽
局所進行膵癌に対する門脈合併切除
　　　　　　　　　　　　　　　　　祐川　健太ほか
局所進行膵癌に対するmesenteric approach
　　　　　　　　　　　　　　　　　廣野　誠子ほか
局所進行膵癌に対する肝動脈合併膵切除の治療成績
　　　　　　　　　　　　　　　　　天野　良亮ほか
局所進行膵体部癌に対する腹腔動脈合併尾側膵切除の治療成績
　　　　　　　　　　　　　　　　　中村　透ほか
腹腔動脈合併膵体尾部切除術の合併症対策
　　　　　　　　　　　　　　　　　岡田　健一ほか
局所進行切除不能膵癌に対する化学療法
　　　　　　　　　　　　　　　　　古瀬　純司
局所進行切除不能膵癌に対する化学放射線療法
　　　　　　　　　　　　　　　　　井岡　達也ほか
局所進行切除不能膵癌に対する強度変調放射線療法（IMRT）を
　用いた化学放射線治療
　　　　　　　　　　　　　　　　　後藤　容子ほか
局所進行切除不能膵癌に対する重粒子線治療
　　　　　　　　　　　　　　　　　山田　滋ほか
局所進行切除不能膵癌に対するナノナイフ治療
　　　　　　　　　　　　　　　　　森安　史典ほか

●症例
超音波内視鏡により乳頭括約筋機能障害が疑われた
　胆嚢摘出後症候群の1例
　　　　　　　　　　　　　　　　　福岡　英志ほか

●症例
膵頭十二指腸切除後の難治性腹腔内出血に対する
　一期的膵吻合再建の経験
　　　　　　　　　　　　　　　　　梁　英樹ほか

Vol.38 臨時増刊特大号　2017年10月号増刊

特集：胆膵EUSを極める
—私ならこうする（There is always a better way）—
　　　　　　　　　　　　　　　　　　　企画：糸井　隆夫
序文：胆膵EUSを極める—There is always a better way—
　　　　　　　　　　　　　　　　　　　　　糸井　隆夫
診　断
ラジアル型EUS標準描出法
　　　　　　　　　　　　　　　　　　　萬代晃一朗ほか
コンベックス走査型EUSによる標準描出法
　　　　　　　　　　　　　　　　　　　佐藤　　愛ほか
超音波内視鏡の進歩　直視コンベックス型EUS標準描出法
　　　　　　　　　　　　　　　　　　　岩井　知久ほか
造影EUS
　　　　　　　　　　　　　　　　　　　今津　博雄ほか
EUSエラストグラフィ
　　　　　　　　　　　　　　　　　　　大野栄三郎ほか
胆膵疾患に対するEUS-FNA—われわれはこうしている—
　　　　　　　　　　　　　　　　　　　石田　祐介ほか
EUS-FNA私はこうする
　　　　　　　　　　　　　　　　　　　花田　敬士ほか
EUS-FNA—私はこうする—
　　　　　　　　　　　　　　　　　　　蘆田　玲子ほか
EUS-FNA—私はこうする—
　　　　　　　　　　　　　　　　　　　良沢　昭銘
EUS-FNA—私はこうする—
　　　　　　　　　　　　　　　　　　　菅野　　敦ほか
EUS-FNA—パターン別　穿刺困難例を克服—
　　　　　　　　　　　　　　　　　　　佐藤　高光ほか
EUS-FNA私ならこうする
　　—確実で臨床に即した組織細胞診をめざして—
　　　　　　　　　　　　　　　　　　　深見　悟生ほか
治　療
膵炎に伴う膵および膵周囲液体貯留に対するドレナージ術
　　（含　ネクロセクトミー）—私はこうする—
　　　　　　　　　　　　　　　　　　　入澤　篤志ほか
膵周囲液体貯留（PFC）ドレナージ（含むネクロセクトミー）
　　—私はこうする—
　　　　　　　　　　　　　　　　　　　金　　俊文ほか
膵周囲液体貯留（PFC）ドレナージ（含ネクロセクトミー）
　　—私ならこうする—
　　　　　　　　　　　　　　　　　　　向井俊太郎ほか
術後再建腸管症例に対する肝内胆管ドレナージ術（HGS, HJS）
　　—私はこうする—
　　　　　　　　　　　　　　　　　　　塩見　英之ほか
肝内胆管ドレナージ（HGS，HJS）—私はこうする—
　　　　　　　　　　　　　　　　　　　伊佐山浩通ほか
肝内胆管ドレナージ（HGS，HJS）—私はこうする—
　　　　　　　　　　　　　　　　　　　小倉　　健ほか
EUSガイド下肝外胆管ドレナージ（EUS-guided choledochoduodenostomy：EUS-CDS）—私はこうする—
　　　　　　　　　　　　　　　　　　　原　　和生ほか
遠位胆管狭窄に対するEUS-CDS—われわれはこうする—
　　　　　　　　　　　　　　　　　　　伊藤　　啓ほか
EUSガイド下順行性ステンティング
　　　　　　　　　　　　　　　　　　　田中　麗奈ほか
胆管ランデブー
　　　　　　　　　　　　　　　　　　　岩下　拓司ほか
胆管結石除去術
　　　　　　　　　　　　　　　　　　　土屋　貴愛ほか
胆嚢ドレナージ—私はこうする—
　　　　　　　　　　　　　　　　　　　三長　孝輔ほか
胆嚢ドレナージ—私はこうする—
　　　　　　　　　　　　　　　　　　　辻　修二郎ほか
EUSガイド下膵管ドレナージ—私はこうする—
　　　　　　　　　　　　　　　　　　　原　　和生ほか
EUSガイド下膵管ドレナージ
　　　　　　　　　　　　　　　　　　　糸井　隆夫ほか
膵管ランデブー
　　　　　　　　　　　　　　　　　　　矢根　　圭ほか
EUSガイド下腹腔神経叢ブロック—私はこうする—
　　　　　　　　　　　　　　　　　　　安田　一朗ほか
癌性疼痛に対する腹腔神経叢ブロック—私はこうする—
　　　　　　　　　　　　　　　　　　　石渡　裕俊ほか
●座談会
EUSを極める—教育法と今後の動向—
　　　糸井　隆夫（司会），入澤　篤志，安田　一朗，
　　　良沢　昭銘，潟沼　朗生，土屋　貴愛

Vol.38 No.10　2017年10月号

●連載
ちょっと気になる胆・膵画像—ティーチングファイルから—
　第36回　主膵管内腫瘍栓を呈した腺房細胞癌の1例
　　　　　　　　　　　　　　　　　　　小川　　浩ほか

特集：急性胆嚢炎に対する最新のマネージメント
　　　　　　　　　　　　　　　　　企画：伊佐山浩通
序文：治療戦略と胆嚢ドレナージ法の概要
急性胆嚢炎の発症機序と鑑別診断のコツ
　　　　　　　　　　　　　　　　　　　竹中　　完ほか
ガイドラインからみた急性胆嚢炎のマネージメント
　　—内科の立場から—
　　　　　　　　　　　　　　　　　　　露口　利夫ほか
ガイドラインから見た急性胆嚢炎のマネージメント
　　—外科の立場から—
　　　　　　　　　　　　　　　　　　　三浦　文彦ほか
急性胆嚢炎に対する経乳頭的胆嚢ドレナージ術の適応とテクニック
　　　　　　　　　　　　　　　　　　　河上　　洋ほか
超音波内視鏡ガイド下胆嚢ドレナージ術の適応とテクニック
　　　　　　　　　　　　　　　　　　　松原　三郎ほか
急性胆嚢炎に対する経皮的アプローチの適応とテクニック
　　　　　　　　　　　　　　　　　　　伊藤　　啓ほか
ドレナージ後の胆嚢摘出術：蛍光ナビゲーションと
　超音波内視鏡ガイド下ドレナージ
　　　　　　　　　　　　　　　　　　　河口　義邦ほか
蛍光イメージング下胆嚢摘出術の実際とコツ
　　　　　　　　　　　　　　　　　　　石沢　武彰ほか
穿孔を起こした急性胆嚢炎の外科的マネージメント
　　　　　　　　　　　　　　　　　　　澁谷　　誠ほか
穿孔を起こした急性胆嚢炎の内科的マネージメント
　　　　　　　　　　　　　　　　　　　斉藤　紘昭ほか
急性胆嚢炎切除不能例のマネージメント
　　　　　　　　　　　　　　　　　　　田村　　崇ほか
Mirizzi症候群の内視鏡的マネージメント
　　　　　　　　　　　　　　　　　　　松波　幸寿ほか
無石胆嚢炎のマネージメント
　　　　　　　　　　　　　　　　　　　塩見　英之ほか
急性胆嚢炎胆管結石合併例のマネージメント
　　　　　　　　　　　　　　　　　　　細野　邦広ほか
胆嚢癌合併例のマネージメント
　　　　　　　　　　　　　　　　　　　中西　喜嗣ほか

Vol.38 No.9　2017年9月号

膵臓・膵島移植Up-to-Date
　　　　　　　　　　　　　　　　　企画：高折　恭一
膵臓・膵島移植の最前線
　　　　　　　　　　　　　　　　　　　穴澤　貴行ほか
膵臓移植の現況
　　　　　　　　　　　　　　　　　　　浅岡　忠史ほか
膵臓移植の手術手技Up-to-Date
　　　　　　　　　　　　　　　　　　　伊藤　泰平ほか
生体膵臓移植Up-to-Date
　　　　　　　　　　　　　　　　　　　剣持　　敬ほか
膵臓移植の免疫制御療法Up-to-Date
　　　　　　　　　　　　　　　　　　　大段　秀樹
1型糖尿病に対するislet replacement therapyとしての
　膵臓移植の効果
　　　　　　　　　　　　　　　　　　　馬場園哲也ほか
膵島移植の現況
　　　　　　　　　　　　　　　　　　　穴澤　貴行ほか
膵島分離・移植におけるイノベーション
　　　　　　　　　　　　　　　　　　　後藤　昌史
膵島移植の免疫抑制法Up-to-Date
　　　　　　　　　　　　　　　　　　　野口　洋文ほか
膵島移植における新たな移植方法
　　　　　　　　　　　　　　　　　　　角　昭一郎
自家膵島移植Up-to-Date
　　　　　　　　　　　　　　　　　　　丸山　通広ほか
異種膵島移植の展望
　　　　　　　　　　　　　　　　　　　霜田　雅之
膵臓・膵島再生研究の現状と展望
　　　　　　　　　　　　　　　　　　　伊藤　　遼ほか
●症例
短期間で急速に増大した膵管内乳頭粘液性腫瘍を伴わない
　膵粘液癌の1切除例
　　　　　　　　　　　　　　　　　　　中橋　剛一ほか
成人男性に発症し横行結腸間膜への浸潤を認めた
　膵solid-pseudopapillary neoplasmの1例
　　　　　　　　　　　　　　　　　　　佐久間　淳ほか

Vol.38 No.8　2017年8月号

●連載
ちょっと気になる胆・膵画像―ティーチングファイルから―
第35回　破裂による腹膜炎を契機に発見された
　　　　膵粘液性嚢胞腫瘍の1例
　　　　　　　　　　　　　　　　　　清永　麻紀ほか

特集：膵癌治療の最前線―諸問題の解決にむけた取り組み―
　　　　　　　　　　　　　　　　　企画：古瀬　純司

家族性膵癌の治療
　　　　　　　　　　　　　　　　　　松林　宏行ほか
浸潤性膵管癌に対する合成セクレチンを用いた
　膵液細胞診の診断能
　　　　　　　　　　　　　　　　　　武田　洋平ほか
Borderline resectable 膵癌に対する gemcitabine 併用術前
　化学放射線療法―Oncological な視点から見た Resectability
　の問題点について―
　　　　　　　　　　　　　　　　　　髙橋　秀典ほか
T4 膵癌に対する手術を前提とした化学放射線療法の治療成績
　　　　　　　　　　　　　　　　　　岸和田昌之ほか
MRI 拡散強調画像による
　Borderline resectable 膵癌術前治療効果判定の取り組み
　　　　　　　　　　　　　　　　　　岡田　健一ほか
切除不能膵癌に対する FOLFIRINOX 療法とゲムシタビン＋
　ナブパクリタキセル療法の現状―Conversion rate と治療成績―
　　　　　　　　　　　　　　　　　　夏目　誠治ほか
局所進行膵癌における治療奏効例に対する治療戦略
　―Conversion surgery の適応についての考察―
　　　　　　　　　　　　　　　　　　須藤研太郎ほか
切除不能膵癌に対する化学療法―FOLFIRINOX 療法と
　ゲムシタビン＋ナブパクリタキセル療法をどう使い分けるか？
　　　　　　　　　　　　　　　　　　尾阪　将人
高齢者膵癌に対する手術適応についての多施設共同研究
　　　　　　　　　　　　　　　　　　庄　雅之ほか
高齢者膵癌に対する化学療法―包括的高齢者機能評価と治療選択―
　　　　　　　　　　　　　　　　　　小林　智
膵癌に対する免疫療法：治療開発の趨勢
　　　　　　　　　　　　　　　　　　石井　浩
膵癌の癌性疼痛に対する
　EUS ガイド下神経叢ブロック（融解）術の有用性
　　　　　　　　　　　　　　　　　　宮田　剛ほか

Vol.38 No.7　2017年7月号

特集：十二指腸乳頭部癌―現状の問題点と今後の展望―
　　　　　　　　　　　　　　　　　企画：宮崎　勝

十二指腸乳頭部の腫瘍性病変の病理
　　　　　　　　　　　　　　　　　　羽賀　敏博ほか
内視鏡時に肉眼的に癌を疑うべき病変はどのようなものか？
　　　　　　　　　　　　　　　　　　本定　三季ほか
In situ の乳頭部癌はどの程度正確に診断可能か？
　　　　　　　　　　　　　　　　　　松原　三郎ほか
十二指腸乳頭部癌の組織学的亜型と臨床的意義
　　　　　　　　　　　　　　　　　　岡野　圭一ほか
十二指腸乳頭部腫瘍における生検病理診断と胆汁細胞診を
　どう判断するか―臨床側の立場から―
　　　　　　　　　　　　　　　　　　山本　慶郎ほか
胆道癌取扱い規約第6版からみた乳頭部癌進展度分類の問題点
　　　　　　　　　　　　　　　　　　大塚　将之ほか
十二指腸乳頭部腫瘍の十二指腸壁浸潤はどこまで診断可能か？
　　　　　　　　　　　　　　　　　　伊藤　啓ほか
乳頭部癌の膵実質浸潤診断はどこまで可能か？
　　　　　　　　　　　　　　　　　　太和田勝之ほか
十二指腸乳頭部腫瘍の胆管内および膵管内進展は
　どこまで診断可能か？―EUS・IDUSを中心に―
　　　　　　　　　　　　　　　　　　小松　直広ほか
乳頭部癌の術前リンパ節転移診断
　　　　　　　　　　　　　　　　　　伊関　雅裕ほか
ガイドラインからみた乳頭部癌の治療方針の妥当性
　　　　　　　　　　　　　　　　　　森　泰寿ほか
内視鏡的乳頭切除術の手技とその適応は？
　　　　　　　　　　　　　　　　　　川嶋　啓揮ほか
経十二指腸的乳頭部切除の手技とその適応は？
　　　　　　　　　　　　　　　　　　今村　直哉ほか
膵頭十二指腸切除は乳頭部癌すべてに適応すべきか？
　　　　　　　　　　　　　　　　　　北畑　裕司ほか
膵温存十二指腸切除は安全に施行可能なオプションか？
　　　　　　　　　　　　　　　　　　後藤　晃紀ほか
乳頭部癌に対する腹腔鏡下膵頭十二指腸切除の適応
　　　　　　　　　　　　　　　　　　永川　裕一ほか

●研究
肝外胆管癌切除例における胆管断端陽性例の予後
　　　　　　　　　　　　　　　　　　志摩　泰生ほか

●症例
膵・胆管合流異常を伴わない広義の先天性胆道拡張症の2例
　　　　　　　　　　　　　　　　　　三宅　啓ほか

Vol.38 No.6　2017年6月号

特集：硬化性胆管炎の診療における最近の進歩
　　　　　　　　　　　　　　　　　企画：乾　和郎

硬化性胆管炎診療の歴史的変遷
　　　　　　　　　　　　　　　　　　滝川　一
本邦における原発性硬化性胆管炎とIgG4関連硬化性胆管炎の現状
　―硬化性胆管炎の診療ガイドライン作成にむけて―
　　　　　　　　　　　　　　　　　　田妻　進
原発性硬化性胆管炎とIgG4関連硬化性胆管炎の病理
　　　　　　　　　　　　　　　　　　能登原憲司
好中球性上皮障害（GEL）を示す硬化性胆管炎の病理
　　　　　　　　　　　　　　　　　　全　陽ほか
原発性硬化性胆管炎の診断基準の提唱
　　　　　　　　　　　　　　　　　　中沢　貴宏ほか
硬化性胆管炎の鑑別診断におけるEUSの位置付け
　　　　　　　　　　　　　　　　　　南　智之ほか
原発性硬化性胆管炎に合併する胆管癌の診断
　　　　　　　　　　　　　　　　　　熊谷純一郎ほか
続発性硬化性胆管炎の診断
　　　　　　　　　　　　　　　　　　熊木　天児ほか
腸管病変を合併する原発性硬化性胆管炎に対する治療戦略
　　　　　　　　　　　　　　　　　　中本　伸宏ほか
原発性硬化性胆管炎の予後予測因子としての経過中血清ALP値
　　　　　　　　　　　　　　　　　　田中　篤
原発性硬化性胆管炎の予後因子の解析
　　　　　　　　　　　　　　　　　　渡邉　健雄ほか
原発性硬化性胆管炎の肝移植後再発と長期予後
　　　　　　　　　　　　　　　　　　上田　佳秀

●症例
膵腺扁平上皮癌の2手術例
　　　　　　　　　　　　　　　　　　唐澤　幸彦ほか

●症例
術前診断に難渋し10年の長期経過後に切除し得た
　胆管癌の1例
　　　　　　　　　　　　　　　　　　松本　浩次ほか

●症例
短期間に胆管狭窄が進展したIgG4関連硬化性胆管炎の1例
　　　　　　　　　　　　　　　　　　蘆田　良ほか

Vol.38 No.5　2017年5月号

特集：胆膵腫瘍に対する術前治療と切除前後の効果判定法
　　　　　　　　　　　　　　　　　企画：遠藤　格

序文：胆膵疾患の術前治療と効果判定法の問題点
　　　　　　　　　　　　　　　　　　遠藤　格ほか
膵癌の術前治療の画像診断による効果判定
　　　　　　　　　　　　　　　　　　米田　憲秀ほか
胆道癌に対する術前治療後の病理組織学的効果判定法
　　　　　　　　　　　　　　　　　　内田　克典ほか
切除不能胆道癌の治療成績と conversion surgery
　　　　　　　　　　　　　　　　　　古瀬　純司
肝内胆管癌に対する術前治療と効果判定法
　　　　　　　　　　　　　　　　　　加藤　厚ほか
当初非切除とされた胆嚢癌に対する conversion surgery
　　　　　　　　　　　　　　　　　　野路　武寛ほか
肝外胆管癌に対する術前治療と効果判定法
　　　　　　　　　　　　　　　　　　中川　圭ほか
膵癌に対する術前治療後の病理組織学的効果判定法
　　　　　　　　　　　　　　　　　　石田　和之ほか
切除不能膵癌の治療成績と外科へのコンサルトのタイミング
　　　　　　　　　　　　　　　　　　上野　秀樹ほか
切除企図膵癌に対する術前治療と効果判定・有効性評価
　　　　　　　　　　　　　　　　　　元井　冬彦ほか
切除可能境界膵癌に対する術前治療と効果判定法
　―画像診断と腫瘍マーカーを中心に―
　　　　　　　　　　　　　　　　　　岡田　健一ほか
局所進行膵癌に対する化学放射線治療の効果判定
　―組織学的効果判定と膵癌間質内Tenascin-C発現について―
　　　　　　　　　　　　　　　　　　早﨑　碧泉ほか
局所進行切除不能膵癌に対する術前治療と効果判定法
　　　　　　　　　　　　　　　　　　森　隆太郎ほか
腹膜転移膵癌に対する新規治療法と conversion surgery の役割
　　　　　　　　　　　　　　　　　　里井　壯平ほか
膵神経内分泌腫瘍に対する術前治療後の
　病理組織学的効果判定について
　　　　　　　　　　　　　　　　　　大池　信之ほか
切除不能膵神経内分泌腫瘍の治療成績と切除のタイミング
　　　　　　　　　　　　　　　　　　五十嵐久人ほか
膵神経内分泌腫瘍に対する術前治療と効果判定法
　　　　　　　　　　　　　　　　　　工藤　篤ほか

●話題
膵の語源について（13）
　　　　　　　　　　　　　　　　　　土屋　凉一

Vol.38 No.4　2017年4月号

特集：先天性胆道拡張症の最前線

企画：神澤　輝実

序文：先天性胆道拡張症の概念の変遷	神澤　輝実
先天性胆道拡張症の発生論	細村　直弘ほか
先天性胆道拡張症の診断基準の制定をめぐって	濱田　吉則
先天性胆道拡張症の診療ガイドライン（簡易版）	石橋　広樹ほか
先天性胆道拡張症における用語と定義に関する問題	金子健一朗ほか
先天性胆道拡張症の画像診断	齋藤　武ほか
先天性胆道拡張症における胆道癌の発癌機序	森　大樹ほか
先天性胆道拡張症に胆道癌を合併した20歳以下症例の検討：日本膵・胆管合流異常研究会登録委員会報告	窪田　正幸ほか
先天性胆道拡張症に合併する膵・胆管の形成異常	漆原　直人ほか
先天性胆道拡張症に対する腹腔鏡手術（小児例）	村上　寛ほか
先天性胆道拡張症に対する腹腔鏡下手術（成人例）	森　泰寿ほか
術後発癌からみた先天性胆道拡張症に対する外科治療の課題	安藤　久實
先天性胆道拡張症における内視鏡的治療の役割	山本健治郎ほか
先天性胆道拡張症に対する分流手術後の遺残胆管癌	大橋　拓ほか
先天性胆道拡張症術後の肝内結石	大塚　英郎ほか
小児期発症の希少難治性肝胆膵疾患における先天性胆道拡張症の位置付け	佐々木英之ほか

●研究
市中病院における胆道感染症の現状：
　胆汁細菌検査の結果より　　　　　　　　　門倉　信ほか

Vol.38 No.3　2017年3月号

特集：超高齢者（80歳以上）の胆膵疾患診療を考える

企画：海野　倫明

序文：超高齢者時代の胆膵疾患診療を考える	海野　倫明
高齢者総合機能評価を用いた高齢者肝胆膵外科治療方針の提案	松島　英之ほか
消化器手術（胆膵）における術後せん妄の予測、対策、治療について	堀内　哲也ほか
超高齢者に対するERCP関連手技の留意点	枡　かおりほか
超高齢者の胆石性胆管炎（胆石性膵炎も含めて）の内視鏡治療	宅間　健介ほか
超高齢者の急性胆嚢炎に対する内視鏡治療	辻　修二郎ほか
超高齢者の総胆管結石における胆管ステント長期留置術	鈴木　安曇ほか
超高齢者総胆管結石症における内視鏡的乳頭切開術	本多　五奉ほか
超高齢者（80歳以上）に対する腹腔鏡下胆嚢摘出術	村上　昌裕ほか
超高齢者に対する胆嚢・総胆管結石症の治療方針　総胆管結石治療後の胆嚢摘出術は必要か？	安井　隆晴ほか
高齢者膵癌に対する外科治療戦略	元井　冬彦ほか
超高齢者胆道癌の外科治療	落合登志哉
超高齢者に対する胆道癌肝切除の留意点	菅原　元ほか
超高齢者に対する膵頭十二指腸切除の留意点	杉本　元一ほか
超高齢者胆・膵癌に対する抗癌剤治療	庄　雅之ほか

●症例
特徴的な肝転移再発所見を呈した胆嚢粘液癌の1例
　　　　　　　　　　　　　　　　　　　　寺田　卓郎ほか

Vol.38 No.2　2017年2月号

慢性膵炎内視鏡治療の現状と展望

企画：山口　武人

序文・慢性膵炎内視鏡治療の現況	乾　和郎
膵石症に対する内視鏡的膵管口切開，バスケット結石除去	伊藤　謙ほか
膵石に対する経口膵管鏡・レーザー砕石	三方林太郎ほか
膵石に対するESWLとの併用治療	山本　智支ほか
膵疾患に対する内視鏡的膵管バルーン拡張術（EPDBD）の有用性・安全性について―膵石症・仮性嚢胞・非癒合症治療例を中心に―	辻　忠男ほか
膵管狭窄に対するステント治療―プラスチックステント―	川口　義明ほか
膵管狭窄に対するステント治療―金属ステント―	齋藤　倫寛ほか
膵管狭窄に対するEUS-PD rendezvous法を用いた膵管ステント留置術	向井俊太郎ほか
慢性膵炎に伴う仮性嚢胞の治療―経乳頭，経消化管アプローチ―	平山　敦ほか
胆管狭窄に対するステント治療―チューブステント―	佐藤　達也ほか
胆管狭窄に対するステント治療―金属ステント―	笹平　直樹ほか
自己免疫性膵炎に合併する胆管狭窄の内視鏡治療の位置づけ	神澤　輝実ほか
外科医からみた内視鏡治療困難症例への対応―手術のタイミングと成績―	佐田　尚宏ほか
難治性慢性膵炎疼痛に対するEUS下腹腔神経叢ブロック/破壊術（EUS-CPB/CPN）	阿部　洋子ほか
Pancreas Divisumに対する内視鏡治療	濱野　徹也ほか

Vol.38 No.1　2017年1月号

●特別企画
―平成29年―　胆・膵領域はこう展開する
　　　　　　　　　　　　　　胆と膵編集委員会編

特集：Mesopancreasを攻める

企画：杉山　政則

序文：Mesopancreasとは何か？	杉山　政則
いわゆるmesopancreasの発生と臨床解剖	永井　秀雄
膵癌取扱い規約における膵外神経叢の解剖学的定義　―「膵頭神経叢」と「mesopancreas」について―	村田　泰洋ほか
画像から見たmesopancreas	小坂　一斗ほか
膵頭部血管の解剖	堀口　明彦ほか
膵頭神経叢の解剖	永川　裕一ほか
膵頭部のリンパ組織解剖	牧野　勇ほか
Artery firstアプローチにおけるTreitz靭帯の有用性	伴　大輔ほか
総論：Mesopancreasの切除	穴澤　貴行ほか
従来法によるmesopancreasの切除	羽鳥　隆ほか
第一空腸静脈を指標とする膵間膜切除術	大塚　隆生ほか
膵癌におけるmesenteric approachによるtotal mesopancreas excision	山田　豪ほか
No-touch isolation techniqueによるtotal mesopancreas excision（no-touch TMPE）	廣田　昌彦ほか
腸回転解除法を用いた膵頭十二指腸切除術	杉山　政則ほか
イメージガイド型ナビゲーションシステムを用いたinferior pancreaticoduodenal arteryの確認	岡本　友好ほか
内視鏡手術におけるmesopancreasの切除―腹腔鏡下に膵頭神経叢を適切に把握するための術野展開法について―	中村　慶春ほか

●連載
その「世界」の描き方＜第10回＞
消化器外科の本道を極める―今泉　俊秀先生
　　　　　　　　　　　　　　　　　　　　福嶋　敬宜

Vol.37 No.12 2016年12月号

特集：膵疾患の疼痛治療の up-to-date
―疼痛の発生メカニズムから疾患別治療まで―

企画：清水　京子

- 膵炎における疼痛の神経伝達路 …… 池浦　司ほか
- 膵炎の疼痛発生メカニズムにおける生理活性物質の役割 …… 徳山　尚吾
- 膵炎の疼痛における侵害受容体の関与と治療への展望 …… 坪田　真帆ほか
- 生理活性物質が膵癌の痛みを制御する
  ―作用メカニズムの最新トピックス― …… 上園　保仁
- 急性膵炎の疼痛に対する薬物療法 …… 廣田　衛久ほか
- 慢性膵炎疼痛管理における栄養療法
  ―高力価消化酵素薬も含めて― …… 片岡　慶正ほか
- 慢性膵炎の疼痛治療：
  Small intestinal bacterial overgrowth の診断と治療 …… 阪上　順一ほか
- 慢性膵炎の疼痛治療：内視鏡治療・ESWL …… 宮川　宏之ほか
- 慢性膵炎の疼痛治療：経皮的神経ブロック …… 水野　樹ほか
- 慢性膵炎の疼痛治療：外科的治療 …… 佐田　尚宏ほか
- 慢性膵炎の疼痛治療：膵全摘＋自家膵島移植 …… 霜田　雅之
- 小児の慢性膵炎の診断および疼痛治療 …… 齋藤　暢知ほか
- 膵癌の疼痛治療：薬物療法 …… 中西　京子
- 膵臓癌・胆嚢癌におけるがん疼痛治療戦略 …… 伊東　俊雅
- 膵癌の緩和的放射線治療 …… 永倉　久泰
- 膵癌の疼痛治療：経皮的神経ブロック …… 服部　政治ほか
- 膵癌の疼痛治療：超音波内視鏡下腹腔神経叢ブロック術 …… 関根　一智ほか
- 緩和ケア研修会のマネージメントの実際 …… 高山　敬子

●症例
- 急性胆嚢炎で発症した胆嚢悪性リンパ腫の1例 …… 後藤　崇ほか

Vol.37 No.11 2016年11月号

特集：IPMN の診断と治療はどう変わったか？

企画：山上　裕機

- IPMN の病理診断の変遷と現在のコンセンサス …… 古川　徹
- 疫学：とくに IPMN 併存膵癌について …… 花田　敬士ほか
- 他臓器癌の合併について …… 多田　稔ほか
- 国際診療ガイドラインの概要と課題 …… 田中　雅夫
- AGA ガイドラインの解説とその問題点 …… 高折　恭一
- IPMN の型分類 …… 真口　宏介ほか
- 診断：US，CT，MRI 診断の有用性と限界は？ …… 石神　康生ほか
- 診断：IPMN 診療における EUS の位置付け
  ～有用性とこれからの課題～ …… 竹中　完ほか
- 診断：ERCP，経口膵管鏡（POPS）による診断 …… 喜多絵美里ほか
- 非切除例のフォローアップをどのように行うか？ …… 伊達健治朗ほか
- 外科治療：標準手術について
  ―とくに腹腔鏡下手術の適応は？ …… 千田　嘉毅ほか
- 外科治療：縮小手術は可能か？ …… 浅野　賢道ほか
- 膵管内乳頭粘液性腫瘍：術後再発をどのように発見するか？ …… 廣野　誠子ほか

●症例
- 膵退形成癌の3切除例 …… 山城　直嗣ほか
- 画像所見と組織像との対比が可能であった細胆管細胞癌
  （cholangiolocellular carcinoma：CoCC）の1例 …… 齊藤　宏和ほか

Vol.37 臨時増刊特大号 2016年11月号増刊

特集　胆膵内視鏡自由自在～基本手技を学び応用力をつける集中講座～

- 巻頭言：胆膵内視鏡治療をいかに学ぶか，教えるか …… 伊佐山浩通

Ⅰ．内視鏡システムと内視鏡操作に関する基本知識
- 十二指腸鏡の基本構造と手技の関係 …… 松本　和也ほか
- 超音波内視鏡 A to Z …… 塩見　英之ほか
- ERCP におけるスコープの挿入方法と困難例への対処方法 …… 田村　崇ほか
- 術後再建腸管に対するバルーン内視鏡挿入操作の基本と挿入のコツ …… 堤　康一郎ほか

Ⅱ．ERCP 関連手技編
◆胆管選択的カニュレーション
- カニュレーション手技の種類と使い分け …… 安田　一朗ほか
- VTR でみせるカニュレーションの基本とコツ
  （Contrast and Wire?guided）【動画付】 …… 杉山　晴俊
- VTR でみせる術後再建腸管に対するダブルバルーン内視鏡を用いた
  胆管カニュレーションのコツ【動画付】 …… 島谷　昌明ほか
- 膵管ガイドワイヤー・ステント留置下カニュレーションの実際とコツ …… 白田龍之介ほか
- VTR でみせる私のカニュレーション戦略とテクニック【動画付】 …… 今津　博雄
- Precut の種類と使い分け …… 後藤　大輔ほか
- VTR でみせる Precut の実技とコツ【動画付】 …… 窪田　賢輔ほか
- コラム①：膵癌早期診断プロジェクト …… 花田　敬士ほか

◆乳頭処置
- EST の基本事項を押さえる …… 田中　聖人ほか
- EST VTR でみせる私のこだわり（1）【動画付】 …… 川嶋　啓揮ほか
- EST VTR でみせる私のこだわり（2）【動画付】 …… 潟沼　朗生ほか
- VTR でみせる EST 困難例への対応【動画付】 …… 良沢　昭銘ほか
- EPBD～VTR でみせる EPBD 後の結石除去手技のコツ～【動画付】 …… 辻野　武ほか
- 内視鏡的乳頭大径バルーン拡張術（EPLBD）の適応と偶発症予防 …… 川畑　修平ほか

◆結石除去
- 結石除去・破砕用デバイスの種類と使い分け …… 伊藤由紀子ほか
- 総胆管結石除去のコツ【動画付】 …… 嘉数　雅也ほか
- 結石破砕と破砕具使用のコツ，トラブルシューティング …… 土井　晋平ほか

◆胆道ドレナージ術
- 閉塞性黄疸の病態と病態に応じた治療戦略 …… 中井　陽介ほか
- ステントの種類と使い分け …… 権　勉成ほか
- VTR でみせる Metallic stent の上手な入れ方【動画付】 …… 向井　強ほか
- Bridge to Surgery：遠位胆道閉塞 …… 辻本　彰子ほか
- 非切除悪性遠位胆道閉塞に対するドレナージ戦略 …… 小川　貴央ほか
- Bridge to Surgery：悪性肝門部領域胆管閉塞 …… 河上　洋ほか
- 非切除例悪性肝門部胆管閉塞に対するドレナージ戦略 …… 内藤　格ほか
- コラム②：ステント開発よもやま話 …… 伊佐山浩通

◆トラブルシューティング
- ERCP 後膵炎への対処と予防 …… 川口　義明ほか
- ステント迷入への対処 …… 石垣　和祥ほか
- EST 後出血への対処と予防 …… 田中　聖人ほか
- 穿孔への対処と予防 …… 沼尾　規且ほか

◆膵管 Intervention
- 膵石に対する内視鏡治療 …… 山本　智支ほか
- 膵管ドレナージの適応と手技 …… 笹平　直樹ほか
- 膵管狭窄困難例への対処 …… 菅野　敦ほか

Ⅲ．EUS 関連手技編
- 膵領域におけるラジアル式および
  コンベックス式 EUS の標準描出法 …… 蘆田　玲子ほか
- 胆道系の観察　ラジアル型とコンベックス型の描出法と使い分け …… 林　毅
- 胆・膵領域における造影 EUS …… 糸永　昌弘ほか
- EUS?FNA の基本的手技と検体処理 …… 荒川　典之ほか
- コラム③：EUS?FNA の本邦導入の経緯 …… 山雄　健次

Ⅳ．Interventional EUS
- VTR でみせる EUS?BD の基本手技とコツ【動画付】 …… 小倉　健ほか
- EUS?BD を安全に行うために …… 原　和生ほか
- VTR でみせる胆道疾患に対する EUS?Rendezvous technique と
  Antegrade technique【動画付】 …… 岩下　拓司ほか
- VTR でみせる EUS?GBD の適応と手技のコツ【動画付】 …… 松原　三郎ほか
- VTR でみせる EUS?PD and Pancreatic Rendezvous
  Cannulation【動画付】 …… 土屋　貴愛ほか
- 膵仮性？胞・WON の病態と治療戦略
  ―診断，治療法選択，タイミング― …… 木田　光広ほか
- Endoscopic necrosectomy の基本と手技の工夫 …… 向井俊太郎ほか
- コラム④：自由自在な胆膵内視鏡のために必要なことは？ …… 糸井　隆夫

Vol.37 No.10　2016年10月号

特集：膵神経内分泌腫瘍の最新の話題

企画：伊藤　鉄英

日本における膵神経内分泌腫瘍の疫学と今後の展開
　　伊藤　鉄英ほか
WHO2010分類の妥当性と今後の病理診断の展望
　　笠島　敦子ほか
機能性膵神経内分泌腫瘍における機能的診断
　インスリノーマ
　　植田圭二郎ほか
　ガストリノーマ
　　河本　泉ほか
　機能性神経内分泌腫瘍の診断
　　（インスリノーマ，ガストリノーマ以外）
　　高野　幸路
コラム①：Noninsulinoma pancreatogenous hypoglycemia syndrome (nesidioblastosis in adults) の疾患概念
　　今村　正之ほか
膵神経内分泌腫瘍の画像診断：鑑別を要する疾患
　　岩屋　博道ほか
新たに日本で保険収載された[111]In オクトレオチドシンチの有用性
　―FDG-PETとの比較について―
　　窪田　和雄
膵神経内分泌腫瘍と遺伝性疾患（MEN1, von Hippel-Lindau 病など）
　　五十嵐久人ほか
本邦の膵神経内分泌腫瘍におけるストレプトゾシン療法の現状と展望
　　池田　公史ほか
新規分子標的薬の登場による切除不能膵神経内分泌腫瘍の予後の変遷
　　李　倫學ほか
膵神経内分泌腫瘍における術式選択
　　宮坂　義浩ほか
Reduction surgery の臨床的意義と適応
　　青木　琢ほか
コラム②：第13回ENETS（欧州神経内分泌腫瘍学会）からの話題提供
　　奥坂　拓志
コラム③：JNETS（日本神経内分泌腫瘍研究会）における悉皆登録制度とその現況
　　増井　俊彦ほか

Vol.37 No.9　2016年9月号

特集：膵癌分子診断研究の最前線：リキッドバイオプシーから次世代DNAシークエンシングまで

企画：高折　恭一

序文
　　高折　恭一
テロメアGテール長と体液中マイクロRNAを用いた
　膵癌の予防，バイオマーカー開発と治療戦略
　　田原　栄俊
網羅的癌関連遺伝子変異検査（OncoPrime™）による
　膵癌ゲノム異常解析と治療への応用
　　金井　雅史ほか
血漿中遊離アミノ酸濃度を用いた
　膵癌スクリーニング法の開発
　　福武　伸康ほか
膵癌におけるマイクロサテライト不安定性（MSI）解析
　　堀井　明
最新の変異解析技術を用いた膵臓癌の分子診断法
　　谷内田真一
体液中マイクロRNAを用いた膵癌診断の現状と展望
　　仲田　興平ほか
プロテオミクス解析を応用した膵癌分子診断研究の現状
　　高舘　達之ほか
IPMNから膵癌への分子バイオマーカー診断
　　古川　徹
膵癌組織に発現する腫瘍関連抗原の臨床応用：
　免疫療法への応用をめざして
　　今井　克憲ほか
膵癌患者における Circulating tumor cell の解析
　　本定　三季ほか
膵癌診断におけるリキッドバイオプシーの可能性
　　衣笠　秀明ほか

Vol.37 No.8　2016年8月号

特集：胆膵疾患内視鏡診療の New Horizon

企画：糸井　隆夫

序文
　　糸井　隆夫
共焦点レーザーを用いた胆膵内視鏡診断
　　大宮久美子ほか
超音波内視鏡を用いた肝疾患の診断・治療
　　中井　陽介ほか
新型デジタル胆道鏡 SpyGlass™DS を用いた
　胆膵診断と治療
　　田中　麗奈ほか
胆道疾患に対する ERCP ガイド下ラジオ波焼灼療法
　　伊藤　啓ほか
EUS ガイド下ラジオ波焼灼療法
　　藤澤真理子ほか
EUS ガイド下順行性胆管結石除去術
　　岩下　拓司ほか
Lumen-apposing metal stent (AXIOS™, Hot-AXIOS™)
　を用いた EUS-guided intervention therapy
　　殿塚　亮祐ほか
術後再建症例における新型 short type ダブルバルーン内視鏡を
　用いた ERCP
　　島谷　昌明ほか
新型ショートシングルバルーン小腸内視鏡を用いた ERCP
　　矢根　圭ほか
●研究
連続411例に行った単孔式腹腔鏡下胆嚢摘出術
　（USIDT，臍部2トロカー法）における手術成績の検討
　　渡邊　五朗ほか
●症例
膵リンパ上皮嚢胞の一例
　　佐久間　淳ほか

Vol.37 No.7　2016年7月号

●連載
ちょっと気になる胆・膵画像―ティーチングファイルから―
＜第34回＞多血性膵腫瘤と鑑別を要した横行膵動脈瘤の1例
　　相馬　崇宏ほか

特集：膵癌血管浸潤例の外科切除適応と治療ストラテジー： Up to date 2016

企画：宮崎　勝

腫瘍内科医からみた局所進行膵癌の外科切除適応
　　古瀬　純司
NCCN（Version 1. 2016）と本邦ガイドライン（2013年版）
　からみた血管浸潤の診断と切除適応
　　山口　幸二
術前画像診断からわかる膵癌血管浸潤の診断能と限界
　　今関　洋ほか
NAC/NACRT 治療後の画像診断：膵癌血管浸潤の診断能と限界
　　増井　俊彦ほか
門脈完全閉塞例（上腸間膜静脈浸潤例も含めて）に対する
　外科切除の適応
　　川井　学ほか
腹腔動脈浸潤を示す膵体尾部癌の外科切除術式
　　中村　透ほか
肝動脈浸潤を示す膵頭部癌の外科切除術式
　　天野　良亮ほか
門脈・動脈同時浸潤を占める外科切除術式
　　杉浦　禎一ほか
上腸間膜動脈浸潤例の外科切除適応およびその術式
　　田島　秀浩ほか
門脈浸潤例に対する術前 Neoadjuvant 療法を用いた
　外科切除戦略とその意義
　　村田　泰洋ほか
動脈浸潤を伴う膵癌に対する集学的治療法の意義
　　吉富　秀幸ほか
門脈浸潤例に対する門脈合併切除例の生存成績・吻合部開存成績
　　藤井　努ほか
膵癌に対する腹腔動脈合併膵体尾部切除成績
　　元井　冬彦ほか
上腸間膜動脈浸潤例に対する上腸間膜動脈合併切除の治療成績
　　松山　隆生ほか
門脈・動脈同時浸潤例に対する同時合併切除成績
　　和田　慶太ほか
切除不能局所進行膵癌の切除への conversion をめざした化学療法
　　中井　陽介ほか
●症例
重複胆管を伴った主膵管型 Intraductal Papillary Mucinous Neoplasm
　に対し膵頭十二指腸切除術を施行した1例
　　栃本　昌孝ほか

Vol.37 No.6　2016年6月号

特集：膵・胆道癌の治療戦略：こんなときどうするか？
　　　―ガイドラインにないエキスパートオピニオン―
　　　　　　　　　　　　　　　　　　　　　企画：古瀬　純司

序文：膵・胆道癌治療とエキスパートオピニオン
　　　　　　　　　　　　　　　　　　　　　　　古瀬　純司
十二指腸狭窄を伴う局所進行膵癌に対する治療選択
　　　　　　　　　　　　　　　　　　　　　　　川井　学ほか
Borderline resectable 膵癌に対する術前治療
　　　　　　　　　　　　　　　　　　　　　　　森　隆太郎ほか
肝内胆管癌で腹腔内リンパ節はどこまで切除するか？
　　　　　　　　　　　　　　　　　　　　　　　益田　邦洋ほか
十二指腸狭窄に伴う閉塞性黄疸に対する適切な減黄処置
　　―悪性胆管・十二指腸狭窄に対する内視鏡的ダブルステンティング―
　　　　　　　　　　　　　　　　　　　　　　　殿塚　亮祐ほか
FOLFIRINOX 療法の使い方：original か modified か？
　　　　　　　　　　　　　　　　　　　　　　　上野　秀樹ほか
FOLFIRINOX 療法耐性後の治療選択
　　　　　　　　　　　　　　　　　　　　　　　池田　公史ほか
ゲムシタビン＋ナブパクリタキセル療法耐性後の治療選択
　　　　　　　　　　　　　　　　　　　　　　　須藤研太郎ほか
ゲムシタビン＋エルロチニブ併用療法をどう使うか？
　　　　　　　　　　　　　　　　　　　　　　　尾阪　将人
ゲムシタビン＋S-1 併用療法をどう使うか？
　　　　　　　　　　　　　　　　　　　　　　　石井　浩
FOLFIRINOX・ナブパクリタキセルによる末梢神経障害への対応
　　　　　　　　　　　　　　　　　　　　　　　成毛　大輔ほか
FOLFIRINOX 療法における G-CSF の使い方（持続型 G-CSF を含めて）
　　　　　　　　　　　　　　　　　　　　　　　清水　怜
高度黄疸・肝機能障害を伴う胆道癌の化学療法―減黄はどこまで行うか？―
　　　　　　　　　　　　　　　　　　　　　　　上野　誠ほか
切除不能胆道癌に対するゲムシタビン＋シスプラチン併用療法
　　―いつまで行うか？耐性後の治療選択は？―
　　　　　　　　　　　　　　　　　　　　　　　高原　楠昊ほか
膵神経内分泌腫瘍の治療戦略における EUS-FNA の有用性とその限界
　　　　　　　　　　　　　　　　　　　　　　　渋谷　仁ほか
肝転移のある膵神経内分泌腫瘍に対する集学的治療
　　―切除・TAE/TACE・薬物療法の使い分け―
　　　　　　　　　　　　　　　　　　　　　　　伊藤　鉄英ほか
●研究
新規マイクロ波手術支援機器と市販エネルギー機器との
　動物実験による機能比較
　　　　　　　　　　　　　　　　　　　　　　　谷　徹ほか
●症例
敗血症と DIC を合併した感染性膵壊死に対して後腹膜鏡補助下の
　ネクロセクトミーが有用であった 1 例
　　　　　　　　　　　　　　　　　　　　　　　谷口健次郎ほか

Vol.37 No.5　2016年5月号

●連載
ちょっと気になる胆・膵画像―ティーチングファイルから―
＜第33回＞胆嚢原発の混合型腺神経内分泌癌（MANEC）の 1 例
　　　　　　　　　　　　　　　　　　　　　　　三上和歌子ほか

特集：胆膵疾患における血管系 IVR
　　　　　　　　　　　　　　　　　　　　　企画：天野　穂高

総論：胆膵疾患における血管系 IVR
　　　　　　　　　　　　　　　　　　　　　　　鈴木耕次郎ほか
膵切除時の血流改変―手技を中心に
　　　　　　　　　　　　　　　　　　　　　　　阿保　大介ほか
化学放射線治療後の血流改変を伴う膵切除
　　　　　　　　　　　　　　　　　　　　　　　天野　良亮ほか
術前肝動脈コイル塞栓による血流改変後膵切除
　　　　　　　　　　　　　　　　　　　　　　　吉留　博之ほか
門脈塞栓術―手技を中心に
　　　　　　　　　　　　　　　　　　　　　　　小林　聡ほか
門脈塞栓術―適応と成績―
　　　　　　　　　　　　　　　　　　　　　　　夏目　誠治ほか
術後動脈出血―TAE による止血
　　　　　　　　　　　　　　　　　　　　　　　外山　博近ほか
膵頭十二指腸切除術後の仮性動脈瘤出血に対する
　Stent-assisted coiling
　　　　　　　　　　　　　　　　　　　　　　　仲野　哲矢ほか
膵切除術後仮性動脈瘤出血
　―covered stent による止血術―
　　　　　　　　　　　　　　　　　　　　　　　渡邉　学ほか
術後の門脈狭窄に対するステント留置
　　　　　　　　　　　　　　　　　　　　　　　平井　一郎ほか
悪性門脈狭窄に対するステント留置
　　　　　　　　　　　　　　　　　　　　　　　塚本　忠司ほか
●症例
胆管分枝 B5b が胆嚢管へ合流するまれな合流形態の
　胆石症に対する腹腔鏡下胆嚢摘出術
　　　　　　　　　　　　　　　　　　　　　　　平松　聖史ほか

Vol.37 No.4　2016年4月号

特集：早期慢性膵炎をめぐって
　　　　　　　　　　　　　　　　　　　　　企画：乾　和郎

―総論―早期慢性膵炎の概念導入の経緯と今後の展望
　　　　　　　　　　　　　　　　　　　　　　　下瀬川　徹
早期慢性膵炎の診断基準と臨床的意義
　　　　　　　　　　　　　　　　　　　　　　　竹中　完ほか
早期慢性膵炎の実態―全国調査から―
　　　　　　　　　　　　　　　　　　　　　　　正宗　淳ほか
早期慢性膵炎の前向き予後調査
　　　　　　　　　　　　　　　　　　　　　　　肱岡　真之ほか
早期慢性膵炎の臨床像について
　　―EUS 所見との関連性も含めて―
　　　　　　　　　　　　　　　　　　　　　　　山部　茜子ほか
EUS-elastography を用いた早期慢性膵炎の診断
　　　　　　　　　　　　　　　　　　　　　　　桑原　崇通
急性膵炎治療後の EUS 所見からみた早期慢性膵炎の診断
　　　　　　　　　　　　　　　　　　　　　　　景岡　正信ほか
膵管内乳頭粘液性腫瘍（IPMN）と慢性膵炎の関連性
　　―IPMN における早期慢性膵炎の EUS 所見も含めて―
　　　　　　　　　　　　　　　　　　　　　　　藤田　基和ほか
早期慢性膵炎の EUS 所見を有する無症状・
　膵酵素値正常例の位置付け
　　　　　　　　　　　　　　　　　　　　　　　石井　康隆ほか
治療介入による早期慢性膵炎の EUS 所見と臨床像の変化
　　　　　　　　　　　　　　　　　　　　　　　山本　智支ほか
早期慢性膵炎における膵酵素補助療法の治療効果
　　　　　　　　　　　　　　　　　　　　　　　稲富　理ほか
非アルコール性早期慢性膵炎における臨床像
　　―画像所見と治療経過を中心に―
　　　　　　　　　　　　　　　　　　　　　　　大坪公士郎ほか
早期慢性膵炎の長期経過観察からみた
　膵癌発生の可能性について
　　　　　　　　　　　　　　　　　　　　　　　岡崎　彰仁ほか
●症例
腹腔動脈起始部狭窄および腹腔動脈瘤を伴った下部胆管癌に対し
　膵頭十二指腸切除術を施行した 1 症例
　　　　　　　　　　　　　　　　　　　　　　　竜口　崇明ほか

Vol.37 No.3　2016年3月号

●連載
ちょっと気になる胆・膵画像―ティーチングファイルから―
＜第32回＞膵神経内分泌腫瘍，多発肝転移後再発に対し
　ソマトスタチン受容体シンチグラフィーが施行された 1 例
　　　　　　　　　　　　　　　　　　　　　　　丹内　啓允ほか

特集：イラストでみる最新の胆・膵消化管吻合術
　　　　　　　　　　　　　　　　　　　　　企画：遠藤　格

肝内胆管空腸吻合―肝門部領域胆管癌―
　　　　　　　　　　　　　　　　　　　　　　　駒屋　憲一ほか
肝管空腸吻合―先天性胆道拡張症，戸谷分類Ⅳ－A 型―
　　　　　　　　　　　　　　　　　　　　　　　矢田　圭吾ほか
胆管胆管吻合法―生体肝移植術における胆道再建―
　　　　　　　　　　　　　　　　　　　　　　　小寺　由人ほか
胆管空腸吻合―胆管損傷 Bismuth 分類Ⅲ～Ⅳ型―
　　　　　　　　　　　　　　　　　　　　　　　松山　隆生ほか
膵空腸吻合―柿田法―
　　　　　　　　　　　　　　　　　　　　　　　柿田　徹也ほか
膵空腸吻合―2 列吻合法―
　　　　　　　　　　　　　　　　　　　　　　　賀川　真吾ほか
膵空腸吻合―Blumgart 変法（Nagoya method）―
　　　　　　　　　　　　　　　　　　　　　　　藤井　努ほか
膵空腸吻合―二期再建―
　　　　　　　　　　　　　　　　　　　　　　　大道　清彦ほか
膵胃吻合―膵管胃粘膜吻合―
　　　　　　　　　　　　　　　　　　　　　　　近藤　成ほか
膵胃吻合―膵貫通外列 1 列吻合＆膵管胃粘膜吻合―
　　　　　　　　　　　　　　　　　　　　　　　新地　洋之ほか
膵体尾部切除術における膵断端処理
　　―膵尾側断端膵管胃粘膜吻合法の実際と治療成績―
　　　　　　　　　　　　　　　　　　　　　　　里井　壯平ほか
膵体尾部切除における膵断端空腸吻合
　　　　　　　　　　　　　　　　　　　　　　　川井　学ほか
慢性膵炎の膵空腸吻合
　　　　　　　　　　　　　　　　　　　　　　　尭天　一亨ほか
鏡視下膵消化管吻合―腹腔鏡下 DuVal 変法膵空腸吻合術―
　　　　　　　　　　　　　　　　　　　　　　　大塚　隆生ほか
腹腔鏡下膵切除術における胆道消化管吻合，膵消化管吻合
　　　　　　　　　　　　　　　　　　　　　　　中村　慶春ほか
ロボット支援膵切除術における胆管空腸吻合，膵管空腸吻合
　　　　　　　　　　　　　　　　　　　　　　　堀口　明彦ほか
●連載
その「世界」の描き方＜第 9 回＞
　NET との"緩みのない"闘い方―今村　正之先生
　　　　　　　　　　　　　　　　　　　　　　　福嶋　敬宜
●技術の工夫
吸収性縫合補強材としてのポリグリコール酸シートを
　使用した自動縫合器による尾側膵切除法における
　術後膵液瘻予防の工夫
　　　　　　　　　　　　　　　　　　　　　　　林部　章ほか

Vol.37 No.2

特集：膵外分泌機能不全と膵酵素補充療法の進歩

企画：神澤　輝実

膵外分泌機能不全の診断法の進歩と膵酵素補充療法の問題点
　　　　　　中村　光男ほか
本邦と欧米での膵外分泌機能不全の考え方の違い
　　　　　　阪上　順一ほか
膵外分泌機能不全の臨床所見と血液生化学検査所見
　　　　　　丹藤　雄介ほか
安定同位体を用いる膵外分泌機能不全の診断：
　^{13}C-Trioctanoin 呼気試験からみた
　膵頭切除術後の膵外分泌機能の検討
　　　　　　堀口　明彦ほか
安定同位体を用いる膵外分泌機能不全の診断：
　^{13}C-labeled mixed triglyceride 呼気試験を用いた
　膵頭十二指腸切除術後の膵外分泌機能評価
　　　　　　廣野　誠子ほか
^{13}C-dipeptide 呼気試験と BT-PABA 試験との比較
　　　　　　松本　敦史ほか
膵外分泌機能不全に対する食事療法，
　膵酵素補充療法とインスリンの使い方
　　　　　　清水　京子
本邦と欧米での消化酵素消化力測定法の違いと
　消化酵素製剤の違い
　　　　　　洪　　繁ほか
Conventional enzyme と高力価膵酵素薬
　　　　　　伊藤　鉄英ほか
膵頭十二指腸切除（PD）後の脂肪肝発生の危険因子と
　膵酵素補充療法の有用性
　　　　　　飯澤　祐介ほか
慢性膵炎の Frey 術後の栄養状態の変化
　　　　　　江川　新一ほか
膵全摘術後の栄養管理
　　　　　　竹山　宜典
小児における膵外分泌機能不全の診断と治療
　―嚢胞性線維症を中心に―
　　　　　　石黒　洋ほか

Vol.37 No.1　2016年1月号

●連載
ちょっと気になる胆・膵画像―ティーチングファイルから―
＜第31回＞SACI テストが有用であった膵インスリノーマの1例
　　　　　　小林　正周ほか
●特別企画
―平成28年―　胆・膵領域はこう展開する
　　　　　　胆と膵編集委員会編

特集：新たに定義された"肝門部領域胆管癌"の診断と治療

企画：海野　倫明

肝門部"領域"胆管癌について
　　　　　　梛野　正人ほか
肝門部胆管癌と肝内大型胆管癌（肝門型肝内胆管癌）
　　　　　　中沼　安二ほか
治療方針決定のための CT および MRI
　　　　　　片寄　　友ほか
治療方針決定のための診断法
　―EUS・IDUS を用いた肝門部領域胆管癌の診断―
　　　　　　菅野　　敦ほか
　―POCS による診断―
　　　　　　河上　　洋ほか
　―生検，細胞診による診断―
　　　　　　吉田　　司ほか
術前胆道ドレナージ
　―内視鏡的胆道ドレナージ―
　　　　　　真口　宏介ほか
　―経皮経肝胆道ドレナージ―
　　　　　　藤井　義郎ほか
外科治療と内科治療
　―右葉尾状葉切除・左葉尾状葉切除―
　　　　　　田本　英司ほか
　―左三区域切除・右三区域切除―
　　　　　　杉浦　禎一ほか
　―肝動脈・門脈合併切除再建を伴う肝切除―
　　　　　　江畑　智希ほか
　―肝門部領域胆管癌．リンパ節郭清―
　　　　　　廣川　文鋭ほか
　―術前術後補助療法―
　　　　　　中川　　圭ほか
　―非切除例に対するメタリックステント―
　　　　　　外川　　修ほか
　―非切除例に対する癌化学療法―
　　　　　　井岡　達也ほか
　―非切除例に対する放射線治療―
　　　　　　山崎　秀哉
●症例
膵管癒合不全に合併した膵管内乳頭粘液性腫瘍に対し
　腹腔鏡下膵体尾部切除術を施行した一例
　　　　　　石井賢二郎ほか

Vol.36 No.12　2015年12月号

特集：病理像から読みとる膵・胆道画像診断のコツ

企画：山口　武人

◆病理像を画像診断に反映させるために
画像診断との対比のための病理標本の取り扱い
　―とくに切り出しについて―
　　　　　　大池　信之ほか
病理像のバリエーションはどのように
　画像に反映するか
　　　　　　三登久美子ほか
画像診断医から病理医への要望
　　　　　　野田　　裕ほか
◆病理像をイメージした膵・胆道画像診断の実際
　―病理像と画像診断との対比―
多血性膵腫瘍の画像診断
　　　　　　須藤研太郎ほか
膵乏血性腫瘍の画像診断
　　　　　　本定　三季ほか
膵上皮内癌は画像診断で捉えられるか？
　　　　　　山雄健太郎ほか
嚢胞壁，嚢胞液性状からみた膵嚢胞性疾患の
　画像診断
　　　　　　片桐　真理ほか
腫瘍内部に嚢胞を形成する充実性膵腫瘍の
　画像診断
　　　　　　松原　三郎ほか
腫瘤形成性膵炎の画像診断
　　　　　　中島　陽平ほか
胆管狭窄の鑑別診断
　　　　　　金　　俊文ほか
胆管癌の進展度診断
　　　　　　加藤　　厚ほか
胆管由来の肝腫瘍を診断する
　　　　　　松原　崇史ほか
胆嚢隆起性病変の画像診断と病理像
　　　　　　三好　広尚ほか
乳頭部腫瘍性病変の鑑別診断
　　　　　　森　隆太郎ほか

Vol.36 No.11　2015年11月号

●連載
ちょっと気になる胆・膵画像―ティーチングファイルから―
＜第30回＞糖尿病による gallbladder hypomotility が原因と
　考えられた巨大胆嚢の1例
　　　　　　服部　真也ほか

特集：副乳頭と副膵管の知られざる魅力

企画：杉山　政則

副膵管・副乳頭の発生と解剖
　　　　　　栗原　克己ほか
膵管癒合不全と輪状膵
　　　　　　西野　隆義ほか
副乳頭機能
　　　　　　神澤　輝実ほか
副乳頭・副膵管領域発生腫瘍の病理像
　　　　　　野呂瀬朋子ほか
Groove pancreatitis
　　　　　　三方林太郎ほか
副膵管領域癌（Groove 膵癌）の臨床的，画像的，
　病理学的特徴
　　　　　　蒲田　敏文ほか
副膵管開存膵頭部癌
　　　　　　杉山　政則ほか
副膵管領域 IPMN に対する膵頭切除術
　　　　　　中郡　聡夫ほか
副乳頭腫瘍の臨床
　　　　　　長谷部　修ほか
副乳頭カニュレーションおよび造影
　　　　　　宅間　健介ほか
内視鏡的副乳頭切開・切除
　　　　　　土屋　貴愛ほか
副乳頭からの内視鏡治療
　　　　　　山本　智支ほか

Vol.36 臨時増刊特大号　2015年10月号増刊

特集：ERCPマスターへのロードマップ

序文：ERCPマスター，マイスター，マエストロ　　　糸井　隆夫

◆処置具の最新情報
診療報酬からみた胆膵内視鏡手技と
　ERCP関連手技処置具のup-to-date　　　祖父尼　淳ほか

◆基本編
主乳頭に対するカニュレーションの基本―スタンダード法，
　Wire-guided Cannulation法，膵管ガイドワイヤー法―
　　　　　入澤　篤志ほか
副乳頭へのカニュレーション Cannulation of the Minor Papilla
　　　　　越田　真介ほか
内視鏡的乳頭括約筋切開下切石術
（Endoscopic Sphincterotomized Lithotomy：EST-L）
　　　　　宮田　正年ほか
EPBD（＋EST）＋胆管結石除去　　　　今津　博雄ほか
EPLBD（＋EST）＋胆管結石除去　　　糸川　文英ほか
経乳頭的胆管・膵管生検　細胞診　　　　菅野　敦ほか
膵石除去・膵管ドレナージ　　　　　　　三好　広尚ほか
胆管ドレナージ（良悪性）（ENBD，PS）　岩野　博俊ほか
胆管ドレナージ（MS）　　　　　　　　　北野　雅之ほか
急性胆囊炎に対する経乳頭的胆囊ドレナージ　伊島　正志ほか

◆応用編
スコープ挿入困難例に対する対処法　　　潟沼　朗生ほか
プレカット　　　　　　　　　　　　　　糸井　隆夫ほか
電子スコープを用いた経口胆道鏡検査　　石井　康隆ほか
POCS（SpyGlass）（診断・治療）　　　　土井　晋平ほか

経口膵管鏡（電子スコープ，SpyGlass）
　　　　　喜多絵美里ほか
内視鏡的乳頭切除術　　　　　　　　　　辻　修二郎ほか
十二指腸ステンティング（ダブルステンティングも含めて）
　　　　　大牟田繁文ほか
Roux-en-Y再建術を中心とした，術後腸管再建症例に対する
　シングルバルーン内視鏡を用いたERCP
　　　　　殿塚　亮祐ほか
術後腸管の胆膵疾患に対するダブルバルーン内視鏡治療
　　　　　畑中　恒ほか

◆トラブルシューティング編
スコープ操作に伴う消化管穿孔　　　　　中路　聡ほか
デバイス操作に伴う後腹膜穿孔―下部胆管の局所解剖も含めて―
　　　　　片倉　芳樹ほか
EST後合併症（出血，穿孔）　　　　　　田中　麗奈ほか
胆管，膵管閉塞困難例（SSR，Rendez-vous法）
　　　　　窪田　賢輔ほか
胆管内迷入ステントの回収法　　　　　　岡部　義信ほか
胆管メタルステント閉塞（トリミング，抜去）
　―十二指腸ステントとあわせて―
　　　　　濱田　毅ほか
膵管プラスチックステント迷入に対する内視鏡的回収法
　　　　　松本　和幸ほか
胆管結石嵌頓　　　　　　　　　　　　　露口　利夫ほか
膵管結石嵌頓―膵管結石除去時のバスケット嵌頓に対する
　トラブルシューティング―
　　　　　三村　亨彦ほか

●座談会
ERCPマスターへのロードマップをこれまでどう描いてきたか，
　これからどう描いていくのか？
　　糸井　隆夫（司会），入澤　篤志，潟沼　朗生，
　　石田　祐介，岩崎　栄典

Vol.36 No.10　2015年10月号

特集：膵癌の浸潤・転移に関する基礎研究の最前線
　　—臨床応用に向けて—
　　　　　企画：清水　京子

膵癌の浸潤・転移研究のup-to-date　　　佐藤　賢一
膵癌におけるmiRNA発現と上皮間葉転換　仲田　興平ほか
癌幹細胞と上皮間葉転換　　　　　　　　石渡　俊行
オートファジーと膵癌　　　　　　　　　今中　応亘ほか
ミエロイド細胞による膵発癌活性メカニズム　地主　将久
膵癌組織における免疫学的微小環境と予後との関係
　　　　　平岡　伸介
膵癌の発癌，進展におけるインターフェロンシグナル経路の役割
　　　　　眞嶋　浩聡
膵癌における骨髄由来単核球の役割　　　桝屋　正浩
膵癌細胞におけるmRNA輸送システム　　谷内　恵介
低酸素環境と膵癌―形態形成シグナル経路の関与―
　　　　　大西　秀哉ほか
ビタミンDと膵癌　　　　　　　　　　　正宗　淳ほか
膵癌の浸潤・転移における癌微小環境の新たな役割
　　　　　大内田研宙ほか
ドラッグデリバリーシステムを用いた膵癌治療
　　　　　西山　伸宏ほか

●話題
膵の語源について（12）　　　　　　　　土屋　涼一

Vol.36 No.9　2015年9月号

●連載
ちょっと気になる胆・膵画像―ティーチングファイルから―
＜第29回＞ガリウムシンチグラフィとSPECT/CTが
　多臓器病変の検出に有用だったIgG4関連自己免疫性膵炎の1例
　　　　　松坂　陽至ほか

特集：膵癌診療ガイドライン
　—グローバル・スタンダードへの潮流—
　　　　　企画：髙折　恭一

序文　　　　　　　　　　　　　　　　　髙折　恭一
科学的根拠に基づく膵癌診療ガイドライン
　―国際化の観点からみた次回改訂の展望―
　　　　　山口　幸二ほか
膵癌のバイオマーカー　　　　　　　　　濱田　晋ほか
膵癌におけるワークアップ　　　　　　　赤尾　潤一ほか
膵癌の外科治療：術式選択と周術期管理のエビデンス
　　　　　川井　学ほか
Borderline resectable膵癌：定義と治療戦略
　　　　　尭天　一亨ほか
膵癌に対する腹腔動脈合併切除（DP-CAR）の意義：
　ガイドラインを超える治療は意義があるか？
　　　　　野路　武寛ほか
膵癌に対する門脈合併切除　　　　　　　山田　豪ほか
膵癌に対する腹腔鏡下膵切除術　　　　　中島　洋ほか
膵癌の術前術後補助療法　　　　　　　　元井　冬彦ほか
切除不能膵癌に対する化学療法　　　　　古瀬　純司ほか
膵癌に対する化学放射線療法　　　　　　中村　晶
膵癌における胆道ドレナージ　　　　　　池内　信人ほか
膵癌における十二指腸狭窄に対する治療　高原　楠昊ほか

●症例
著明な高トリグリセライド血症による重症急性膵炎を
　繰り返し発症した1例
　　　　　吉岡　直輝ほか

Vol.36 No.8　2015年8月号

特集：EUS下胆道ドレナージ
〜EUS-BDの安全な導入へ向けて〜
　　　　　　　　　　　　　　　企画：伊佐山浩通

序文：EUS-BDの現状と展望〜4学会合同の提言を踏まえて〜
　　　　　　　　　　　　　　　　　伊佐山浩通
EUS-BD開発の歴史と種類
　　　　　　　　　　　　　　　　　藤田　直孝
EUS下胆管十二指腸吻合（EUS-CDS：EUS-guided
　choledochoduodenostomy）の適応と手技の実際
　　　　　　　　　　　　　　　　　原　和生ほか
EUS-CDSの偶発症〜対処・予防方法〜
　　　　　　　　　　　　　　　　　菅野　良秀
EUS-HGSの適応と手技の実際
　　　　　　　　　　　　　　　　　土屋　貴愛ほか
Endoscopic ultrasound-guided hepaticogastrostomy
　（EUS-HGS）の偶発症と対処・予防方法
　　　　　　　　　　　　　　　　　河上　洋ほか
EUS-BDにおける使用デバイスの選択
　〜超音波内視鏡，穿刺針，ガイドワイヤー，ダイレーター〜
　　　　　　　　　　　　　　　　　加藤　博也ほか
非切除悪性胆道閉塞に対するEUS-BDにおけるステント選択
　　　　　　　　　　　　　　　　　中井　陽介ほか
EUS-BDの教育方法
　　　　　　　　　　　　　　　　　良沢　昭銘ほか
EUS-BD〜antegrade techniqueの適応と手技の実際〜
　　　　　　　　　　　　　　　　　岩下　拓司ほか
EUS-guided rendezvous techniqueの適応と手技の実際
　　　　　　　　　　　　　　　　　川久保和道ほか
金属ステント留置後急性胆嚢炎に対する
　EUS下ガイド下胆嚢ドレナージ術の有用性
　　　　　　　　　　　　　　　　　今井　元ほか
EUS-guided gallbladder drainageの適応と手技の実際
　〜胆嚢結石症による急性胆嚢炎〜
　　　　　　　　　　　　　　　　　松原　三郎ほか
●症例
磁石圧迫吻合術によって開通した肝管空腸吻合部閉塞の1例
　　　　　　　　　　　　　　　　　近藤　崇之ほか

Vol.36 No.7　2015年7月号

●連載
ちょっと気になる胆・膵画像─ティーチングファイルから─
＜第28回＞腎細胞癌の膵転移に対し膵全摘を行った1例
　　　　　　　　　　　　　　　　　野田　佳史ほか

特集：膵における超音波検査を今見直す
　　　　　　　　　　　　　　　企画：渡邊　五朗

ルーチン検査に応用する膵臓の超音波走査法
　　　　　　　　　　　　　　　　　鶴岡　尚志ほか
体外式膵超音波走査法の工夫（膵精密エコー法）
　　　　　　　　　　　　　　　　　蘆田　玲子ほか
膵EUS走査法のコツと描出限界について
　　　　　　　　　　　　　　　　　花田　敬士ほか
超音波による膵癌検診―腹部超音波検診判定マニュアル―
　　　　　　　　　　　　　　　　　岡庭　信司ほか
人間ドック超音波検査でみられる膵病変とそのフォローアップ
　―当院での現状―
　　　　　　　　　　　　　　　　　小山里香子ほか
膵嚢胞に対する超音波検査の意義と経過観察基準
　　　　　　　　　　　　　　　　　大野栄三郎ほか
EUSによるIPMN手術適応基準と経過観察フローの実際
　　　　　　　　　　　　　　　　　松原　三郎ほか
「膵癌超音波診断基準」の役割と今後の展望
　　　　　　　　　　　　　　　　　河合　学ほか
急性膵炎における超音波検査の意義と限界
　　　　　　　　　　　　　　　　　阪上　順一ほか
慢性膵炎診療における体外式超音波検査の意義
　　　　　　　　　　　　　　　　　星　恒輝ほか
自己免疫性膵炎と膵癌の超音波鑑別診断の実際
　　　　　　　　　　　　　　　　　関口　隆三ほか
膵腫瘍性病変における造影US（体外式）による鑑別診断
　　　　　　　　　　　　　　　　　大本　俊介ほか
膵腫瘍性病変における造影EUSによる鑑別診断
　　　　　　　　　　　　　　　　　菅野　敦ほか
膵病変に対するEUS-elastographyの実際と展望
　　　　　　　　　　　　　　　　　殿塚　亮祐ほか
体外式US下膵生検の現状
　　　　　　　　　　　　　　　　　山口　武人ほか
膵癌に対するEUS-FNA：成績（診断能・適応）
　と精度確保のための条件
　　　　　　　　　　　　　　　　　稗田　信弘ほか

Vol.36 No.6　2015年6月号

特集：膵内分泌腫瘍の診断・治療の新展開
　　　　　　　　　　　　　　　企画：伊藤　鉄英

巻頭言：日本における膵内分泌腫瘍の新たな展開
　　　　　　　　　　　　　　　　　伊藤　鉄英
Akt抑制遺伝子である*PHLDA3*は膵神経内分泌腫瘍の
　新規癌抑制遺伝子である
　　　　　　　　　　　　　　　　　陳　妤ほか
膵内分泌腫瘍における遺伝子変異とゲノム研究の成果
　　　　　　　　　　　　　　　　　谷内田真一
膵内分泌腫瘍におけるEUS-FNAの役割と遺伝子変異診断
　　　　　　　　　　　　　　　　　吉田　司ほか
細胞増殖能の高いNET―G3―高分化型神経内分泌腫瘍（いわゆる
　NET G3）と低分化型神経内分泌癌（PDNEC）―
　　　　　　　　　　　　　　　　　笠島　敦子ほか
膵内分泌腫瘍における血中クロモグラニンAの有用性とピットフォール
　　　　　　　　　　　　　　　　　肱岡　真之ほか
膵内分泌腫瘍における標識オクトレオチドを用いた核医学診断
　　　　　　　　　　　　　　　　　窪田　和雄
切除不能膵内分泌腫瘍（NET G1/G2）および膵内分泌癌（NEC）
　治療の今後の展望〜国内外で進行中の治験の動向を含めて〜
　　　　　　　　　　　　　　　　　森実　千種
切除不能膵内分泌腫瘍に対する
　ペプチド受容体放射線核種療法（PRRT）
　　　　　　　　　　　　　　　　　小林　規俊ほか
膵内分泌腫瘍に対するリンパ節郭清の意義
　　　　　　　　　　　　　　　　　木村　英世ほか
膵内分泌腫瘍における鏡視下手術の現状と適応
　　　　　　　　　　　　　　　　　工藤　篤ほか
膵内分泌腫瘍の肝転移に対する外科切除の現状
　　　　　　　　　　　　　　　　　青木　琢ほか
膵内分泌腫瘍の肝転移に対する血管内治療の有用性
　　　　　　　　　　　　　　　　　増井　俊彦ほか
日本神経内分泌腫瘍研究会（JNETS）の発足とNET登録の開始
　　　　　　　　　　　　　　　　　今村　正之
●連載
その「世界」の描き方＜第8回＞―山雄　健次先生
　　　　　　　　　　　　　　　　　福嶋　敬宜
●症例
腹腔鏡下胆嚢摘出後に敗血症による門脈血栓症を認めた1例
　　　　　　　　　　　　　　　　　熊野健二郎ほか
術前DIC-CTで副肝管の存在を診断し安全に腹腔鏡下胆嚢摘出術が
　施行された1例
　　　　　　　　　　　　　　　　　久光　和則ほか

Vol.36 No.5　2015年5月号

●連載
ちょっと気になる胆・膵画像─ティーチングファイルから─
＜第27回＞膵破骨細胞型巨細胞癌の1例
　　　　　　　　　　　　　　　　　金親　克彦ほか

特集：Borderline resectable膵癌の最前線
―診断・治療法はどう変わったか―
　　　　　　　　　　　　　　　企画：山上　裕機

疾患概念：Borderline resectable（BR）膵癌とは何か？
　　　　　　　　　　　　　　　　　高山　敬子ほか
BR膵癌のCT画像診断
　　　　　　　　　　　　　　　　　戸島　史仁ほか
BR膵癌の切除可能性をどのように決定するか？
　　　　　　　　　　　　　　　　　元井　冬彦ほか
BR膵癌に対する術前補助化学療法
　　　　　　　　　　　　　　　　　井岡　達也
BR膵癌に対する術前化学放射線療法の意義
　　　　　　　　　　　　　　　　　江口　英利ほか
術前化学療法・化学放射線療法の病理学的効果判定をめぐって（R0
　判定をめぐって）
　　　　　　　　　　　　　　　　　古川　徹ほか
BR膵癌に対するIMRT
　　　　　　　　　　　　　　　　　中村　晶ほか
Borderline resectable膵癌に対する重粒子線治療の有用性
　　　　　　　　　　　　　　　　　山田　滋ほか
BR膵癌に対する膵頭十二指腸切除術―門脈合併切除をめぐって―
　　　　　　　　　　　　　　　　　村田　泰洋ほか
肝動脈合併切除・再建を伴う膵切除術の意義
　　　　　　　　　　　　　　　　　天野　良亮ほか
BR膵体尾部癌の手術―腹腔動脈合併切除の意義―
　　　　　　　　　　　　　　　　　岡田　健一ほか
Borderline resectable膵癌の術後補助療法をどうするか？　切
　除可能膵癌との違いは？
　　　　　　　　　　　　　　　　　古瀬　純司
●連載
その「世界」の描き方＜第7回＞―白鳥　敬子先生
　　　　　　　　　　　　　　　　　福嶋　敬宜
●総説
家族性膵癌と遺伝性膵癌症候群：ハイリスク個人に対するスクリー
　ニングについて
　　　　　　　　　　　　　　　　　橋本　直樹

Vol.36 No.4　2015年4月号

特集：胆膵EUS-FNAのエビデンス2015—この5年間の進歩—
企画：糸井　隆夫

序文
　　糸井　隆夫
EUS-FNA関連手技の機器と処置具の進歩
　　岡部　義信ほか
膵実質性腫瘍診断
　　宇野　耕治ほか
EUS-FNAによる膵嚢胞性腫瘍診断
　　鎌田　研ほか
胆道疾患に対するEUS-FNA 2015
　　脇岡　範ほか
転移巣（肝，副腎，リンパ節など）に対するEUS-FNA
　　田場久美子ほか
EUS-FNA検体を用いた分子生物学解析
　　末吉　弘尚ほか
膵炎に合併した膵周囲液体貯留に対するEUSガイド下ドレナージ術
　　山部　茜子ほか
膵管ドレナージ
　　潟沼　朗生ほか
胆管ドレナージおよびランデブー法
　　土屋　貴愛ほか
急性胆嚢炎に対するEUS下胆嚢ドレナージ術
　　伊藤　啓ほか
腹腔神経叢/神経節ブロック
　　土井　晋平ほか
血管内治療
　　岩井　知久ほか
Intereventional EUSの手技を用いた抗腫瘍療法
　　大野栄三郎ほか
EUSガイド下胃空腸吻合術
　　糸井　隆夫ほか

●座談会
胆膵EUS-FNAのエビデンス2015—この5年間の進歩—
　　糸井　隆夫，山雄　健次，真口　宏介，入澤　篤志

●症例
画像所見から胆嚢癌を疑った黄色肉芽腫性胆嚢炎の1例
　　岩谷　慶照ほか
胆管炎を契機に発見された膵solid-pseudopapillary neoplasmの1例
　　徳丸　哲平ほか

Vol.36 No.3　2015年3月号

●連載
ちょっと気になる胆・膵画像—ティーチングファイルから—
＜第26回＞総胆管内腫瘍栓を伴った膵神経内分泌癌の1例
　　芝本健太郎ほか

特集：進行膵・胆道癌における血管合併切除の諸問題
企画：宮崎　勝

序文
　　宮崎　勝
肝内胆管癌の下大静脈浸潤に対する合併切除
　　有泉　俊一ほか
肝内胆管癌の肝静脈合併切除
　　阪本　良弘ほか
肝門部領域胆管癌における門脈浸潤例の切除戦略
　　益田　邦洋ほか
肝門部領域胆管癌における肝動脈浸潤例の切除戦略
　　杉浦　禎一ほか
肝門部領域癌における門脈・肝動脈浸潤例の切除戦略
　　水野　隆史ほか
胆嚢癌における右肝動脈浸潤例の切除戦略
　　島田　和明ほか
胆嚢癌・遠位胆管癌における門脈浸潤例の切除戦略
　　三浦　文彦ほか
膵癌における高度門脈浸潤例の切除戦略
　　藤井　努ほか
膵癌における腹腔動脈幹周囲浸潤例の切除戦略
　　市之川正臣ほか
膵癌における総肝動脈浸潤例の治療戦略
　　菱沼　正一ほか
膵癌における上腸間膜動脈浸潤例の治療戦略
　　田島　秀浩ほか
膵頭十二指腸切除時のreplaced右肝動脈に対する戦略
　　吉富　秀幸ほか
動脈の解剖学的特徴に基づく腹腔動脈合併膵体尾部切除術
　　岡田　健ほか
腹腔動脈根部の高度狭窄・閉塞例における膵頭十二指腸切除術の治療戦略
　　山田　大輔ほか

●症例
膵粘液性嚢胞腫瘍との鑑別が困難であった膵リンパ上皮嚢胞の1例
　　寺田　卓郎ほか
膵貯留性嚢胞に合併した脂肪酸カルシウム石の1例
　　鈴木　範明ほか

Vol.36 No.2　2015年2月号

特集：膵・胆道癌診療の新時代へ—診断と治療の新たな展開—
企画：古瀬　純司

膵癌の新しい腫瘍マーカーによる早期診断
　　山田　哲司
セルフチェック可能な膵癌診断法の開発—メタボローム解析を用いた膵癌へのアプローチ—
　　砂村　眞琴ほか
何故，牛蒡子か？
　　池田　公史ほか
膵癌に対する標的化腫瘍溶解ウイルス療法の開発
　　青木　一教
膵癌におけるIL-6の発現と治療応用
　　光永　修一ほか
膵癌に対する新しい免疫療法の展望
　　大熊（住吉）ひとみほか
次世代シークエンサーを用いた膵癌遺伝子プロファイリング
　　林　秀幸ほか
胆管癌におけるFGFR2融合遺伝子発現の臨床的意義
　　柴田　龍弘ほか
胆道癌における増殖シグナル伝達因子の発現と遺伝子変異の多様性—KRAS変異，HER2過剰発現の胆道癌バイオマーカーとしての可能性—
　　横山　政明ほか
胆管癌に血管新生阻害薬あるいはEGFR阻害薬は有効か—前臨床試験からの可能性—
　　高橋　裕之ほか
胆道癌に血管新生阻害薬は有効か—臨床試験からの可能性—
　　古瀬　純司
癌免疫学の進歩と膵・胆道癌に対する癌免疫療法の展望
　　西田　純幸

●症例
CA19-9高値を契機にEUS-FNABにて確定診断の得られたTS-1膵癌の1例
　　野村　佳克ほか
下部胆管mixed adenoneuroendocrine carcinomaの1例
　　和久　利彦ほか
まれな成人発症nesidioblastosisの1例
　　石川　忠則ほか

Vol.36 No.1　2015年1月号

●連載
ちょっと気になる胆・膵画像—ティーチングファイルから—
＜第25回＞膵神経鞘腫の1例
　　一条　祐輔ほか

●特別企画
—平成27年—　胆・膵領域はこう展開する
　　胆と膵編集委員会編

特集：進展度に応じた胆嚢癌の治療戦略
企画：天野　穂高

胆道癌全国登録データより見た胆嚢癌の動向
　　石原　慎ほか
進行度から見た胆嚢癌の病理学的特徴
　　鬼島　宏ほか
US，EUSによる胆嚢癌進展度診断
　　菅野　良秀ほか
MDCT，MRIによる胆嚢癌進展度診断
　　蒲田　敏文ほか
FDG-PETによる胆嚢癌進展度診断
　　小林　省吾ほか
胆嚢癌に対する腹腔鏡下胆嚢全層切除—剥離層の組織学的検討—
　　本田　五郎ほか
pT2胆嚢癌に対する至適術式の検討—肝切除範囲，胆管切除—
　　堀口　明彦ほか
リンパ節転移からみた胆嚢癌の治療成績
　　坂田　純ほか
進行胆嚢癌に対する肝葉切除の適応と限界
　　江畑　智希ほか
進行胆嚢癌に対する膵頭十二指腸切除の適応と限界
　　樋口　亮太ほか
コンバージョン手術が可能であった局所進行切除不能胆嚢癌の検討
　　加藤　厚ほか
胆嚢癌術後化学療法の現状と展望
　　中山　雄介ほか

●症例
膵頭十二指腸切除後の膵空腸吻合部狭窄に対して膵管空腸側々吻合を行った1例
　　鹿股　宏之ほか
主膵管と交通した膵漿液性嚢胞腫瘍の1例
　　岩本　明美ほか

メスの限界に挑戦した症例

I. 肝胆膵

1. 肝外胆管切除後の胆管癌再発例に対する肝動脈・門脈切除再建を伴う肝左三区域・尾状葉切除＋挙上空腸および膵頭十二指腸切除
2. 肝左三区域・尾状葉切除＋膵頭十二指腸切除＋肝動脈・門脈切除再建にてen-blocに切除しえた広範囲胆管癌の1例
3. Bismuth IV型肝門部胆管癌に対する肝左三区域・尾状葉切除＋膵頭十二指腸切除＋肝動脈・門脈切除再建
4. 肝左葉切除術後の肝門部胆管癌に対する肝前区域・尾状葉切除＋膵頭十二指腸切除
5. 膵・胆体部浸潤，総肝動脈周囲神経叢－右肝動脈前枝に浸潤を伴う肝門部領域胆管癌に対して肝左三区域・尾状葉切除＋膵頭十二指腸切除＋肝動脈・門脈切除再建を施行した1例
6. Bismuth IV型肝門部胆管癌に対する肝左葉・尾状葉切除＋肝動脈・門脈切除再建後に下部胆管癌を切除した1例
7. 広範な神経周囲浸潤を伴う肝門部胆管癌に対し，肝左三区域・尾状葉切除＋膵体尾部切除＋肝動脈・門脈切除再建を施行した1例
8. 肝右三区域・尾状葉切除＋膵頭十二指腸切除＋門脈合併切除再建で切除しえた十二指腸浸潤，門脈・胆管内腫瘍栓を有する転移性肝癌の1例
9. 広範囲進展肝外胆管癌に対する動脈再建を伴った肝右葉尾状葉切除兼膵頭十二指腸切除
10. 家族性大腸ポリポーシスによる複数開腹手術歴のある乳頭型胆管癌に対し胃血流を温存し肝左葉・尾状葉切除＋膵頭十二指腸切除を行った1例
11. 胃全摘後に進行する右肝内胆管狭窄と膵頭部腫瘍に対する肝左葉・尾状葉切除＋膵頭十二指腸切除＋門脈切除再建の1例
12. 82歳高齢者の肝門部胆管癌に対し，十二指腸側胆管断端陽性のため追加PDを施行（最終的にRt HPD）した1例
13. S6のみを温存する拡大肝左三区域・尾状葉切除を施行した右・中・左肝静脈浸潤を有する巨大肝内胆管癌の1例
14. 肝門部胆管浸潤および下大静脈浸潤を伴った肝内胆管癌に対する肝右三区域・尾状葉切除＋下大静脈切除再建（右外腸骨静脈graft再建）
15. Bismuth IV型肝門部胆管癌に対し肝左三区域・尾状葉切除＋肝動脈・門脈切除再建を行い長期無再発生存している1例
16. Supraportal typeの右後区域肝動脈を有するBismuth IV型肝門部胆管癌に対する肝左三区域・尾状葉切除＋肝動脈・門脈切除再建
17. Supraportal typeの右後区域肝動脈を伴う肝門部胆管癌に対し肝左三区域・尾状葉切除＋肝動脈・門脈切除再建を施行した1例
18. 広範囲に動脈神経叢浸潤を認めるBismuth IV型肝門部胆管癌に対する肝左三区域・尾状葉切除＋肝動脈・門脈切除再建
19. 肝内結石による良性狭窄との鑑別に苦慮した肝門部胆管癌に対する肝右葉・尾状葉切除＋肝動脈・門脈合併切除再建
20. 85歳女性の結腸右半切除後肝門部胆管癌に対する肝左葉・尾状葉切除＋肝動脈・門脈切除再建
21. Bismuth IV型肝門部胆管癌に対する門脈ステント留置後，右肝動脈切除非再建肝左三区域・尾状葉切除＋門脈切除再建
22. 右優位Bismuth IV型肝門部胆管癌に対する"解剖学的"肝右三区域・尾状葉切除＋門脈合併切除再建
23. 門脈塞栓術＋肝動脈塞栓術後に肝左三区域・尾状葉切除にて切除しえた肝門部胆管癌の1例
24. 胆嚢炎術後病理診断にて判明した限局性腹膜播種を伴う胆嚢癌に対して化学療法後に切除した1例
25. Self-expanding metallic stents挿入＋化学放射線療法施行後にSalvage-hepatectomyを施行しpCRであった傍大動脈リンパ節転移を伴う肝門部胆管癌の1例
26. 門脈塞栓後も残肝量不足が懸念されるBismuth IV型肝門部胆管癌に対して左尾状葉温存"解剖学的"右三区域切除術を施行した1例
27. 胆嚢癌に対し肝中央二区域切除後，腹膜播種を膵体尾部切除＋胃切除＋挙上空腸切除＋右半結腸切除，腹壁合併切除により2回切除し，初回切除後5年4か月生存した1例
28. 中右肝静脈（MRHV）をドレナージ静脈として温存する肝左葉，S78切除を予定した血液凝固障害を伴う巨大肝血管腫
29. 門脈合併切除再建を併施し切除しえた巨大膵粘液性嚢胞腺癌の1例

II. 上部消化管

1. S状結腸癌膀胱浸潤，同時性多発肝転移，重複食道癌に対し，前方骨盤内臓全摘，肝部分切除，二期的に3領域郭清食道亜全摘を施行した1例
2. 右胃大網動静脈温存膵頭十二指腸切除術で胃管再建が可能であった十二指腸乳頭部癌合併食道癌の1例
3. 二期分割手術で安全に切除しえた食道癌，胃癌，十二指腸乳頭部癌の3重複癌の1例
4. 頸部食道癌吻合部再発に対し，咽頭喉頭食道全摘術・縦隔気管孔造設・胃管遊離空腸再建を施行した1例
5. 食道癌術後に発症した胸部大動脈胃管瘻の術中気管損傷に対し食道断端による被覆を行ったため発症した食道気管瘻の1例

III. 下部消化管

1. 術前化学療法後に骨盤内臓全摘・大動脈周囲LN郭清および肝切除術を行い長期生存中であるStage IV直腸癌の1例
2. 仙骨合併骨盤内臓全摘術―R0切除のための工夫―
3. 右内閉鎖筋・坐骨浸潤を伴う直腸癌術後局所再発に対し 骨盤内臓全摘術・恥坐骨合併切除を施行した1例
4. 恥骨浸潤を伴う直腸癌会陰再発に対して恥坐骨陰茎合併切除を伴う骨盤内臓全摘術を施行した1例

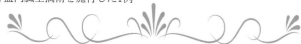

編集：梛野正人

外科の高度な手術手技を
伝承するだけでなく、
腫瘍外科医の精神の滋養にも資する
画期的な外科手術書!!

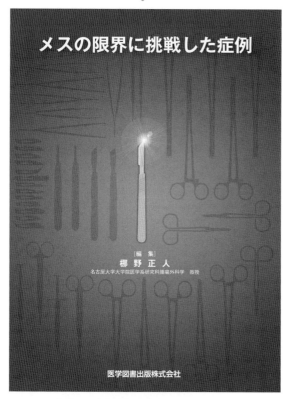

定価（本体 8,000 円 + 税）

詳しくは▶URL : http://www.igakutosho.co.jp
または、医学図書出版 で 検索

医学図書出版株式会社

〒113-0033 東京都文京区本郷 2-27-18（本郷BNビル2階）
TEL : 03-3811-8210 FAX : 03-3811-8236
URL : http://www.igakutosho.co.jp
E-mail : info@igakutosho.co.jp

投 稿 規 定

本誌は原則として胆道,膵臓,消化管ホルモンに関する論文で,他誌に発表されていないものを掲載します。

A. 研究論文

1. 原稿は,400字詰原稿用紙25枚以内におまとめ願います。

    文献,図(写真含む),表もこの枚数に含まれます。写真は手札以上の大きさにプリントした鮮明なものに限ります。図,表が入る際は,大,小について下記のごとく25枚より差し引いて下さい。

    図,表は1枚につき大は原稿用紙1枚
    〃   小は 〃 半枚

2. 原稿には**表題の英訳,著者全員の氏名およびローマ字名,所属,主著者の連絡先(〒,住所,電話,e-mail)**を記入して下さい。また,Key words(4語以内,和・洋語は問いません)をつけて下さい。

3. 形式は緒言,対象および方法,結果,考察,結語,参考文献の順序にして下さい。

4. ワードプロセッサーを使用する場合は,20字×20行に印字して下さい。

5. 原稿は楷書,横書,新かなづかいとし,欧文文字はタイプするか,活字体で書いて下さい。

    欧文の書き方は,普通名詞については文頭は大文字,文中は小文字,固有名詞については大文字でお願いします。

    薬品名は一般名を原則とします。

    なお,用語やかなづかいは編集の際に訂正することもあります。

6. 図,表は文中および欄外に挿入箇所を明記して下さい。図表の説明は和文で別紙にまとめて記載して下さい。写真はすべてモノクロとしカラー写真は原則として挿入しません。とくに掲載希望の場合は実費をいただきます。

7. 参考文献は,文中に引用順に肩付き番号をつけ,本文の末尾に番号順におまとめ下さい。

    複数の著者名の場合は3名までを記載し,ほかあるいはet al.とすること。

〈雑誌の場合〉

　　著者名:題名.雑誌名 巻:頁(始め—終わり),発行年.

　　例1) 乾 和郎,中澤三郎,芳野純治,ほか:十二指腸乳頭炎の診断.胆と膵 21:109-113, 2000.

　　例2) Hunter JG：Avoidance of bile duct injury during laparoscopic cholecystectomy. Am J Surg 162：71-76, 1991.

〈書籍・単行本の場合〉

　　著者名:題名.書名,編集者名,版,頁(始め—終わり),発行所,発行地(外国のみ),発行年.

　　例1) 小川 薫,有山 襄:胆嚢癌の早期診断—X線検査法を中心に—.早期胆嚢癌,中澤三郎,乾和郎編集,68-79,医学図書出版,1990.

　　例2) Berk JE, Zinberg SS：Emphysematous cholecystitis. Bockus Gastroenterology, (Berk JK), 4th ed., 3610-3612, WB Saunders Company, Philadelphia, 1985.

8. 著者校正は初校のみと致します。
9. 原稿の採否および掲載号は編集委員会におまかせ願います。
10. 掲載原稿には,掲載誌1部と別冊30部を贈呈します。別冊30部以上は実費をいただきます。必要別冊部数を校正時にお知らせ下さい。
11. 投稿原稿には,必ずコピーを1通とデータ(CD-R等)をつけること。
12. 上記の規格内のものは無料掲載致します。

B. 特集,総説,話題,症例,技術の工夫,手術のコツ,文献紹介,学会印象記,見聞記,ニュース(地方会日程など),質疑応答,読者の声

1. 総説,話題論文も投稿規定に準ずる。
2. 症例,技術の工夫,手術のコツは400字詰原稿用紙20枚以内(図,表を含む)におまとめ下さい。

    原稿には**表題の英訳,著者全員の氏名およびローマ字名,所属,主著者の連絡先(〒,住所,電話,e-mail)**を記入して下さい。また,Key words(4語以内,和・洋語は問いません)をつけて下さい。

3. ニュース,質疑応答,または読者の声は2枚以内(図,表なし)におまとめ下さい。採否は編集委員会の議を経て決定します。なお,投稿者の主旨を曲げることなく文章を変更することもありますのでご了承下さい。

◆研究・症例・総説・話題・技術の工夫は具体的に内容がわかるような要約を400字以内で必ずお書き下さい。

〈原稿送付先〉 医学図書出版株式会社「胆と膵」編集部
〒113-0033 東京都文京区本郷 2-27-18 本郷BNビル2F
TEL. 03-3811-8210(代)　　FAX. 03-3811-8236
E-mail：tantosui@igakutosho.co.jp